RECUEIL
D'OBSERVATIONS
MÉDICALES,

Résultantes de Traitemens faits avec les Purgatifs, et surtout avec ceux attribués au Chirurgien LE ROY.

Par M.ᵣ F. LELOUIS, de la Rochelle.

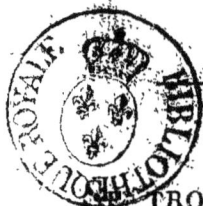

———————

SE TROUVE, a la Rochelle :

Chez C. BOUYER, imprimeur-libraire, rue Chaudellerie, vis-à-vis la Place-d'Armes, N.º 28.

ET CHEZ LES MARCHANDS DE NOUVEAUTÉS.

———————

PRIX : *Un franc.*

———————

RECUEIL

D'OBSERVATIONS MÉDICALES,

Résultantes de traitemens faits avec les purgatifs, et surtout ceux attribués au chirurgien LE ROY, à des malades atteints d'APOPLEXIES, de PARALYSIES et d'IDIOTISME, et de quelques autres maladies, qui n'ont pu être guéries par les autres méthodes; par M. F. LELOUIS, maître en chirurgie, de la Rochelle, ex - chirurgien de première classe des Hôpitaux militaires, membre de la Société d'agriculture de la Rochelle et de celle des Sciences et Arts de Rochefort.

———— • ————

Lorsque la bonté d'une méthode est contestée par des hommes capables de la juger, il est du devoir de ceux qui en ont obtenu de bons résultats, de présenter des faits qui les caractérisent, afin qu'elle puisse être classée dans le rang qui lui appartient, et servir de point d'appui à la science, dont elle fait partie.

Cette vérité étant applicable à toutes les sciences en général, doit mériter une attention particulière pour celle qui tend à conserver la vie des hommes : c'est pour cette raison que je vais présenter, dans ce RECUEIL, de nouveaux faits, produits par la méthode des purgatifs; et, afin que personne ne puisse les révoquer en doute, je les prendrai, presque tous, parmi les malades de cette ville, qui en ont fait usage; j'indiquerai, en même temps, leurs noms par lettres initiales, pour que les amis des vérités utiles puissent établir leur opinion sur des bases incontestables, et rester convaincus que; *si l'art de guérir est quelquefois entaché de charlatanisme, ce n'est que dans les habitudes de certains médecins qu'on la trouve en action permanente, et non dans la conduite de ceux qui appellent l'investigation de leurs antagonistes, pour vérifier les faits qui font jaillir à grands traits la lumière de la vérité.* (1)

C'est pour remplir ce but important que je vais, dans ce Recueil, présenter au Public de la Rochelle, des faits qui ont eu lieu sous ses yeux; et, en lui indiquant les noms des

---

(1) Cette réflexion s'adresse à quelques hommes de l'art, qui croient avoir tout dit quand ils ont accusé de charlatanisme les médecins qui font usage de la médecine de LE ROY.

malades, par lettres initales, il lui sera facile de les reconnaître, et de se convaincre qu'ils jouissent tous, en ce moment, d'une santé parfaite, *sans avoir jamais éprouvé la plus légère indisposition qui pût indiquer pour cause les effets ultérieurs des remèdes dont ils ont fait usage pour se guérir ;* et j'ose espérer que les antagonistes sentiront facilement, après avoir commenté avec toute l'attention dont ils sont capables, tous ces faits, que ce serait imprimer sur leur front le cachet du mensonge et de la jalousie, s'ils persistaient encore à dire que ces moyens sont destructeurs de l'espèce humaine ; il ne leur sera pas difficile d'en trouver la preuve chez M.ᵣ R. (*observation 3.ᵉ*), qui, depuis quatre ans, possède une santé merveilleuse, et qui fait tous les jours deux ou trois lieues à pied. Chez M.ᵣ B. (*observation 2.ᵉ*), qui, depuis plus de six ans, n'a pas éprouvé le moindre dérangement, et qui se porte, à 76 ans, aussi bien que s'il n'en avait que 25. Cet autre, M.ᵣ B. (*observation 4.ᵉ*), qui, dans huit jours de traitement, avec les purgatifs, a recouvré l'usage de ses facultés qu'il avait perdues, malgré dix mois de traitemens faits par les détracteurs, sera-t-il moins concluant pour eux ? Et la servante de M. Delamorandière (*observation 13.ᵉ*), qui était idiote, aveugle, et qui avait un tremblement extraordinaire dans tous les membres, laquelle possède, depuis son traitement, toutes ses facultés, quoiqu'âgée de 75 ans, ne doit-elle pas entraîner les plus incrédules ? Et le jeune Urtaud, de Saint-Maurice, qui a été si promptement guéri d'une pneumonie (*observation 17.ᵉ*), laisse-t-il quelque chose à désirer sur la bonté de ces moyens, quand ils sont employés par un médecin habitué à les appliquer méthodiquement ?

Citerai-je tous ceux qui figurent dans ce Mémoire, et des milliers d'autres qui ont lieu de s'en féliciter, pour achever votre conversion ? Si cela est inutile, comme doit le penser tout homme sage et qui aime la vérité, de quelque part qu'elle lui vienne, ne dites donc plus désormais, messieurs les détracteurs, que ces remèdes entraînent après eux des dangers sans nombre, tels qu'hydropisies, inflammations, etc., etc. ; car on finirait par croire que jamais plus de perfidies ne furent employées pour tromper le Public, malgré qu'il soit entouré de faits péremptoires, destinés à détruire toutes les hypocrites déclamations dont vous pourriez faire usage.

Ainsi, cessez donc de tourmenter les malheureux malades que vous avez abandonnés, ou qui n'ont trouvé de soulagement que dans les remèdes qui ont mérité, jusqu'à ce jour, votre animadversion ; *ou prouvez, en ne trouvant plus d'incurables parmi les malades qu'on peut guérir, que vous avez seuls le talent de rappeler à la santé, non-seulement les victimes des purgatifs, mais encore tous les malades que vous serez appelés à traiter, si la guérison est possible ; ou convenez qu'en voyant les victimes de votre insuffisance, guéries par les médecins partisans des purgatifs, vous êtes désolés de pareils succès, qui vous signalent, aux yeux de la Société, comme des jaloux, indignes de sa confiance.*

Vous ne méritez pas ce titre, sans doute ; et j'en suis si persuadé que, malgré toutes les tribulations que vous causez aux malades et aux hommes de l'art qui font usage des remèdes de Le Roy, je n'abuserai pas de la confiance de ces malades, pour les désigner par toutes les lettres de leurs noms, parce que je suis certain qu'il en est quelques-uns qui ont encore quelques précautions à prendre avec leurs anciens docteurs ; et pour prouver qué ce n'est pas une manière adroite de les soustraire à votre investigation , je prends l'engagement de fournir aux hommes de l'art tous les renseignemens qu'ils pourront désirer à cet égard. Cette circonspection de ma part étant en outre dictée par le désir sincère de ne pas décliner en même temps les noms des médecins qui les ont in-fructueusement traités, je dois leur dire que je n'en ai jamais eu l'intention, les trouvant trop malheureux de n'avoir pas réussi, et d'être forcés de laisser à leurs antagonistes le soin de guérir les malades qu'ils ont abandonnés, ou qu'ils n'ont pu rappeler à une santé parfaite.

Il est pénible d'être contraint , en quelque sorte, pour se justifier , de faire de pareilles réflexions, que je n'ai d'ailleurs exprimées qu'avec regret. Mais je me hâte de les termi-ner , pour ne m'occuper désormais que des principaux documens qui doivent composer ce Recueil. En conséquence, je commencerai par les APOPLEXIES, les PARALYSIES et l'IDIOTISME, qui, jusqu'à ce jour, ont été des écueils pour la médecine. *Je tâcherai de prouver que ces maladies ne devront plus résister desormais aux soins des hommes de l'art , qui voudront puiser dans la méthode des purgatifs , et surtout ceux de* LE ROY, *les moyens de conserver à la Société et à leurs familles , des hommes précieux , que ces cruelles maladies enlèvent presque toujours avant le temps fixé par la nature ; et j'ose espérer qu'à l'avenir les médecins qui se respecteront, ne laisseront plus , sans secours, les malades atteints de ces terribles maladies, et terminer ainsi leur carrière par lambeaux , en les abandonnant aux faibles ressources de la nature, qui les laisse presque toujours s'anéantir peu à peu, en passant de l'apoplexie à la paralysie , de la paralysie à l'idiotisme , et de l'idiotisme à la mort. Dans l'intérêt de leurs malades , je désire qu'ils s'empressent , au contraire, d'avoir recours à cette méthode qui a si souvent été utile.*

Quelques autres maladies , moins foudroyantes, abandonnées par quelques antagonistes ne pouvant les *guérir*, rempliront utilement le cadre que je me suis tracé pour faire connaître aux amis de la science les heureux succès qu'on peut attendre de ces purgatifs , quand ils sont administrés par des médecins qui savent juger les cas où ils sont appli-cables et apprécier leurs vertus.

J'ai suivi cette marche dans le Mémoire que j'ai publié au mois d'octobre dernier, pour réfuter les calomnies répandues dans cette ville, indirectement contre moi, par rapport à ces remèdes ; et j'ai l'intime conviction qu'elle a coopéré à éclairer la conscience de quel-ques médecins qui , par prévention , en avaient une mauvaise opinion.

Mais je dois convenir qu'il en est quelques autres, moins bien disposés sans doute , qui persistent dans leur aveuglement, qu'on pourra facilement apprécier, quand on saura qu'ils ont pour uniques coopérateurs obligés, les reptiles les plus fangeux de la nature , avec lesquels ils entraînent souvent dans la tombe des malheureuses victimes, soustraites aux regards de leurs familles désolées, par la terre tourmentée pour les couvrir.

Ces derniers médecins, aveuglés, je ne sais par quel sentiment, seront bientôt placés au rang qu'ils méritent ; en conséquence, je m'occuperai très-peu de ce qu'ils pourront dire encore : mon but est d'être utile ; je tâcherai de le remplir. D'un autre côté, ce sont *des faits incontestables que je vais publier. Que peuvent faire contre eux les débiles conjectures des détracteurs ?*

D'ailleurs des hommes célèbres ont déjà signalé plusieurs fois la faiblesse de ces conjectures, qui leur servent d'égide. M. *Prus*, surtout, médecin du premier mérite, qui a remporté la palme à l'académie de médecine du département du Gard, sur quatorze concurrens, a victorieusement démontré combien elles sont erronées ; et sa nouvelle doctrine, basée sur des faits pathologiques, fera sans doute disparaître les anomalies qui existent dans la science ; il a consulté la nature malade avec une exactitude qui ne laisse rien à désirer ; il a répandu une lumière qui jaillit avec clarté de tous ces raisonnemens ; il porte la conviction dans l'ame de tous les hommes qui désirent le triomphe des vérités utiles ; il entraîne par la profondeur et la justesse de ses réflexions ; il fraie une route sûre qui sert de point d'appui aux purgatifs, dans beaucoup de maladies, en présentant une concordance parfaite avec leurs effets, produits sur les organes malades ; il remplit l'imagition de l'idée consolante que le système des médecins physiologistes, cessant d'éblouir quelques hommes de l'art, sera promptement réduit à sa juste valeur, et que, désormais, les sangsues ne seront plus les seuls remèdes qu'il sera permis d'employer dans le traitement de toutes les maladies qui affligent l'humanité.

Convaincu, comme M. *Prus*, que les doctrines médicales ne peuvent être bonnes qu'autant qu'elles sont basées sur des faits indestructibles et expérimentés avec franchise et loyauté, j'ose me hasarder à présenter aux hommes de l'art, amis de la vérité, des observations qui me sont personnelles, ainsi que quelques-unes de celles qui appartiennent à mes confrères, dans l'espérance qu'elles aideront à trouver l'explication des phénomènes que présente la nature dans sa marche, en indiquant aux médecins ceux que produisent les remèdes, dans lesquels ils peuvent trouver la règle de leur conduite.

Je n'ose pas, cependant, trop présumer de l'influence que peuvent avoir ces observations, mais je les crois dignes de fixer l'attention des médecins de toutes les croyances, parce qu'elles sont, presque toutes, le résultat de traitemens faits avec les purgatifs, à des malades regardés incurables par un grand nombre de Membres de la Faculté ; qu'elles sont, en outre, fournies par cette méthode qui a tant de détracteurs, et qu'elles peuvent aider à fortifier l'opinion des gens de l'art, qui regardent les humeurs comme causes efficientes de beaucoup de maladies, parce qu'elles présentent presque toujours la preuve incontestable que ce n'est pas en vain que quelques médecins s'en occupent, puisqu'ils le font avec succès.

Et, d'ailleurs, comment n'obtiendraient-ils pas ces succès ; les fonctions de l'estomac, dérangées par le séjour de matières bilieuses, glaireuses et vermineuses, plus ou moins putrides ; les mauvais alimens introduits dans sa cavité, qui ne sont propres qu'à former un mauvais chyle, et par suite de mauvais élémens pour l'entretien de la vie, et les digestions imparfaites, ne sont-ils pas autant de causes de dégénérescence des humeurs ? Croiten que les mauvais airs respirés, les miasmes qui s'élèvent des corps en putréfaction, l'inoculation de la peste, de la petite vérole, de la syphilis, et les funestes effets de toutes les contagions, ne nous offrent pas autant de preuves des vices que peuvent contracter les liquides qui entrent dans la composition du corps humain? En douter, n'est-ce pas une erreur que les résultats confirment tous les jours à la raison des hommes qui étudient la nature? (1)

Enfin, si nous avions besoin de preuves nouvelles pour attester que ces causes délétères peuvent affecter la pureté de tous ces liquides, ne les trouverions-nous pas dans les ordonnances des médecins qui sont les moins disposés à accorder à l'humorisme quelques effets évidemment nuisibles? N'indiquent-ils pas à leurs malades des alimens de telle ou telle espèce, des remèdes de telle ou telle vertu, et la jouissance de l'air le plus pur de la nature?

En se conduisant ainsi, n'est-il pas évident que ces médecins ont l'intention d'aider les organes dans la réparation de leurs facultés, dérangées par la cause morbique qui a fait réclamer leurs secours? N'est-ce pas ainsi qu'on purifie la masse des humeurs, et que l'on donne aux solides la force et les qualités nécessaires pour remplir ponctuellement les fonctions qui leur sont dévolues? Et que fait-on en employant ces purgatifs, si ce n'est d'aider ces organes à se débarrasser des humeurs qui les oppriment?

N'a-t-on pas le même but dans l'emploi des setons, des cautères, du garou (ou sain-bois), des vésicatoires, des moxas, et de tous les émonctoires que l'on pratique dans quelques-unes des parties du corps? Et les sangsues elles-mêmes, qui emportent avec elles toujours une portion des principes de la vie, ne produiraient-elles pas les mêmes effets, si elles étaient toujours employées dans des cas de simples phlegmasies ou d'engorgement purement sanguins; mais elles le sont si souvent d'une manière intempestive, que leurs produits sont, dans la majeure partie des cas, plus nuisibles qu'utiles. Et n'est-il pas hors de tous principes thérapeutiques de les employer dans les gastrites bilieuses, vermineuses, adinamiques, ou dans celles qui résultent seulement de mauvaises digestions, etc., etc., comme le font tous les jours les aveugles partisans de la méthode physiologique : ainsi que je le prouverai dans quelques-unes des observations contenues dans ce Recueil.

Je dois cependant, en rendant hommage à la vérité, dire que souvent l'expérience m'a prouvé que ces purgatifs ne produisent de très-bons effets, qu'autant qu'ils sont administrés sans interruption, plusieurs jours de suite, ainsi qu'on le verra par les observations qui font la base de ce Mémoire, ce qui tient sans doute à une sorte d'excitement produit et entretenu dans les organes de la digestion, lequel fait naître un afflux considérable des humeurs surabondantes et délétères, qui n'aurait pas eu lieu sans ce moyen, qui est en même temps dérivatif évacuant et dépuratif : effets qui sont indis-

(1) Ils sont cependant moins nombreux qu'autrefois, car on voit quelques novateurs compter cette cause pour quelque chose dans les influences délétères qui troublent la santé des hommes.

2

perméables dans tous les cas d'engorgemens et de congestions, dans les viscères essentiels à la vie, pour obtenir une guérison parfaite, attendu que ce n'est qu'en profitant de l'attraction excitée qu'on opère ce résultat, qui serait nul promptement, si on laissait aux petits vaisseaux intestinaux le temps de revenir dans leur état naturel, qui ne leur permet pas d'attirer avec affluence, dans les cavités de ces organes, les liquides qui circulent ou stagnent dans quelques-unes des parties du corps.

Je sens que, pour faciliter l'intelligence publique, il conviendrait peut-être que je donnasse quelques développemens aux causes de ces attractions, afin d'être bien entendu, et qu'il serait aussi essentiel d'expliquer comment la circulation du sang et du système lymphatique, enrichie à tous les momens par les produits des digestions nouvelles, porte dans toutes les parties de l'organisme les élémens de la vie. Comment il se fait qu'elle dépose, lorsque la santé est parfaite, dans l'interstice des muscles, dans le tissu cellulaire ambiant, qui enveloppe ou qui aide à former tous les instrumens de ce beau mécanisme, une portion de ses produits, sous la forme de graisse ou d'huile, pour y stagner, lubréfier les parties, leur donner de meilleures formes; et enfin servir, dans les temps de disettes ou de maladies, à l'entretien de ce superbe édifice.

Comment, les extrémités des artères, des veines et des vaisseaux lymphatiques absorbent tous ces dépôts, ou parties, lorsque la nature les réclame pour sa conservation, ou qu'ils sont attirés par l'estomac ou les intestins, quand on emploie dans leurs cavités un stimulus, propre à produire une dérivation épuratoire des principes de la vie, altérés par une cause délétère qui tend à les désorganiser.

Comment, dans certains cas, ces mêmes extrémités d'artères, de veines et de vaisseaux lymphatiques versent dans l'abdomen, la poitrine, la cavité cérébrale et toutes les autres parties du corps, une quantité considérable de sérosité, qui y forme des hydropisies, des stases, ou autres maladies; et comment la nature, aidée par des remèdes appropriés, et même quelquefois spontanément, repompe cette même sérosité, pour l'expulser au-dehors par toutes les voies excrémentitielles. Mais cette partie de la science exige des détails dans lesquels les bornes que je me suis prescrites, dans ce Recueil, ne me permettent guère d'entrer; je les ai d'ailleurs esquissées dans mon premier Mémoire, afin de prouver combien j'étais fondé à adopter la méthode des purgatifs, dans tous les cas où les humeurs détériorées ou surabondantes me semblaient être les causes des maux que j'avais à combattre, cette esquisse me paraissant alors suffisante pour mettre mes Lecteurs à même de s'en rendre un compte facile et raisonné, basé sur l'organisation particulière du genre humain. (1)

Cependant, en y réfléchissant avec un peu d'attention, je vois qu'il n'est pas indifférent de donner quelques explications sur les moyens que la nature emploie pour

_____

(1) On peut consulter la doctrine de M. Prus, qui donne, à cet égard, des détails fort intéressans. Bichat, et autres auteurs célèbres.

faire communiquer ensemble toutes les parties qui composent le corps humain, les alimenter et fournir, à l'aide des sympathies qui existent entre elles, les effets attractifs et dérivatifs qu'on obtient en excitant dans l'estomac et les intestins un doux stimulus, au moyen duquel les humeurs délétères qui affectent quelques organes plus ou moins essentiels à la vie, affluent dans leurs cavités pour en débarrasser les parties qui en sont atteintes, et, par suite, les expulser au-dehors par les voies que présentent ces organes. En conséquence, je vais transcrire ce que j'ai dit, à cet égard, dans mon premier Mémoire, afin qu'on puisse mieux apprécier les causes qui militent en faveur de cette méthode, et les phénomènes que présente la nature dans des cas semblables. (1)

De l'Estomac, et de ses diverses fonctions.

Il est peu de personnes qui ne sachent que l'estomac est l'organe destiné, chez les hommes ainsi que chez beaucoup d'animaux, à recevoir et préparer, par un travail appelé *digestion* ou *chimification*, tous les alimens propres à les nourrir et à réparer toutes les pertes qu'ils font chaque jour.

C'est de ce travail, plus ou moins parfait, opéré sur des matières plus ou moins propres à remplir les besoins de la nature, que résulte souvent une bonne ou une mauvaise santé : c'est un vrai laboratoire où se commence la combinaison des élémens de la vie.

L'estomac, réuni aux intestins, est au corps ce qu'est un grand fleuve aux divers pays dont il parcourt l'étendue ; il fournit partout l'abondance, et reçoit en échange quelques produits qui facilitent ses fonctions, et en conserve d'autres pour être expulsées comme matières nuisibles ; et les intestins, considérés isolément, sont le réceptacle des produits des premières digestions et de milliers de vaisseaux divers, qui viennent verser leur superflu dans presque toutes les parties de leurs cavités, ou aspirer les liquides utiles aux fonctions que leur a dévolu la nature, en facilitant celles de ces viscères, qui sont destinés à terminer les digestions commencées.

Par ces immenses fonctions, l'estomac a connexion avec toutes les parties du corps, et sympathie manifeste avec les principaux organes qui le composent ; il reçoit et donne les impressions plus ou moins favorables à chacun d'eux ; il se ressent des dérangemens survenus par une cause quelconque, soit aux organes cérébraux, soit à ceux thoraciques, soit à la superficie, soit enfin à presque tout ce qui est indispensable à l'existence de ce superbe édifice.

_____

(1) Si le Public, par une curiosité intéressée, ne s'occupait pas quelquefois de cet objet, le besoin de renouveler ces détails ne se fût pas manifesté à ma pensée, parce que tous les hommes de l'art les connaissent mieux que moi, sans doute ; mais c'est presque une affaire de parti, et chacun est charmé de pouvoir en raisonner : cette dernière considération m'entraîne, afin de rendre plus facile l'opinion à se prononcer.

Ces relations de sympathies, de réciprocités et de connexions, établissent entre lui et les principaux organes dont je viens de parler, un mutuel besoin, d'une régularité parfaite, dans chacune des fonctions propres à chaque partie, d'où résulte l'obligation manifeste d'appeler dans sa cavité et dans celles des intestins, par un moyen un peu actif, une partie des causes qui dérangent l'équilibre et menacent l'organisme d'une destruction; et enfin, les faire disparaître totalement, en les évacuant par les voies intestinales et gastriques.

C'est parce que ce viscère et les intestins versent continuellement dans la circulation générale, par les milliers de petits vaisseaux absorbans qui s'ouvrent dans leurs cavités respectives, les liquides les plus propres à l'entretien de l'économie animale, et qu'ils reçoivent une portion de ces mêmes liquides, après qu'ils ont été élaborés dans les différens organes, soit pour lubréfier ces mêmes cavités, soit pour être expulsés comme matière excrémentitielle, qu'il est très-facile d'y appeler ces mêmes liquides, à l'aide des vaisseaux excrétoires qui y abondent, lorsque, par leur dégénéressance ou leur congestion, ils ont produit une maladie qui exige leur expulsion par l'usage des purgatifs et des vomitifs.

C'est par ce superbe mécanisme de réciprocité, de sympathie et de connexion, qu'il est possible d'expliquer comment il est facile, et combien il est avantageux d'établir une dérivation des matières délétères, ou simplement surabondantes, qui engorgent, qui enflamment ou qui désorganisent l'une des parties du corps, soit essentielle à la vie, soit seulement utile au complément de ce grand ouvrage; et par suite, l'extraire de la masse de la circulation, en l'expulsant au-dehors, ainsi que je l'ai déjà fait observer, par le moyen des évacuans intestinaux ou gastriques, qui, par leur doux stimulus, attirent dans ces cavités les matières délétères; en épurant le sang, qui est le principe de la vie, ou en les diminuant lorsque, par leur abondance, elles deviennent nuisibles.

C'est de cette manière qu'on doit concevoir qu'un foyer putride, vermineux, ou de toute autre espèce, contenu dans l'estomac ou les intestins, est anéanti et expulsé, pour être remplacé par des substances nouvelles, produites par la chimie vivante, et appropriées à l'état actuel des malades.

Il en est ainsi des pléthores sanguines, lymphatiques ou autres, qui engorgent et compriment l'organe cérébral, où elles produisent des apoplexies, des paralysies, l'idiotisme, etc., qu'on attire facilement dans l'estomac et les intestins, au moyen de ces évacuans, pour en débarrasser cet organe si essentiel à la vie; *et cela avec un succès qui n'est pas encore connu des détracteurs de ce mode de traitement.*

Les engorgemens chroniques ou aigus, dans les autres parties du corps, avec ou sans fièvre, qui ont résisté aux autres méthodes, disparaissent, de même, avec une rapidité qui tient du prodige.

Enfin, c'est d'après des faits de cette espèce, expérimentés mille fois avec un égal succès, que j'ai dû regarder qu'il était très-rationnel de faire usage de pareils moyens, et de concevoir la facilité avec laquelle plusieurs maladies, qui affligent l'espèce humaine, devaient céder à ces puissans antidotes quand ils leur étaient opposés ; je veux dire les vomitifs et les purgatifs, surtout ceux qui, sous un très-petit volume, et sans coopération aucune des délayans obligés, pour les purgatifs à grands lavages, excitent dans l'estomac et les intestins cette douce irritation qui attire dans tous leurs petits vaisseaux une affluence humorale, dont les parties affectées ont besoin de se débarrasser ; et qui, immédiatement après son expulsion, laisse apercevoir, presque toujours, un mieux-être qui encourage à répéter les doses ; autant et aussi souvent que l'indique la ténacité de la maladie, sans craindre de trop affaiblir les malades, ni d'établir une phlogose dans ces organes, puisque l'expérience prouve que quatre ou cinq doses dans une semaine, sont, dans les circonstances opportunes, des moyens indispensables pour rappeler les forces perdues, et contraindre les humeurs stagnantes à abandonner les viscères qu'elles accablent de leur importunité : ainsi qu'il sera facile de s'en convaincre par les détails contenus dans ce Recueil, et par les observations qui en font la base.

Ces observations prouveront en outre, malgré ce qu'en puissent dire les détracteurs, que cette suite non interrompue de purgatifs est indispensable pour profiter de l'attraction dérivative produite, et qui continue après l'effet évident de ces remèdes, laquelle fait verser incessamment dans les intestins, les liquides charroyés par les vaisseaux excrétoires, qui pourraient, en séjournant dans ces organes, y occasionner quelques douleurs, ainsi que cela s'est vu quelquefois ; et qui sont regardées, par les antagonistes, comme l'effet d'une irritation causée par ces remèdes, tandis qu'une nouvelle dose, administrée incontinent, les fait disparaître bien vite, en offrant la preuve certaine qu'elles ne sont pas produites par eux, mais bien par la présence de la cause primitive de la maladie, attirée dans l'estomac ou les intestins ; ce qui est d'ailleurs parfaitement démontré par la comparaison qu'on peut faire de la petite-quantité prise du remède, avec l'immensité de ses produits, rendus par les malades, et par la diminution graduelle des symptômes qu'on a combattus ; ce qui est bien opposé à l'opinion des médecins expectans et à sangsues privilégiées.

Je pense que cette légère esquisse des fonctions importantes des organes de la digestion est suffisante pour bien faire comprendre la cause des bons résultats obtenus par la méthode des purgatifs, en circonstances opportunes, et apprécier la préférence que je leur accorde ; mais je dois faire observer, en même temps, que ce n'est que parce que je suis bien convaincu que ces purgatifs produisent ces effets attractifs et dérivatifs, qu'ils méritent de ma part une prédilection particulière, malgré qu'ils soient regardés, par beaucoup de médecins modernes, comme des drastiques infernaux, des poisons très-dangereux, et cela, contrairement à l'opinion des anciens médecins, qui les ont classés depuis long-temps dans presque tous les codex de pharmacie ; savoir : le purgatif sous le titre d'*Eau-de-vie allemande*, et le vomitif sous celui de *Vin émétique*; mais, ils ont, à la vérité, été un peu modifiés et différemment préparés par le chirurgien, Le Roy ; de manière qu'en conservant leurs vertus vomitives et purgatives, ils

3

agissent sans intermédiaires, n'exigent point, ainsi que je l'ai déjà dit, de liquides accessoires pour faciliter leurs actions; et il est si facile de modérer leurs effets, ou de les accroître à volonté, qu'on peut les appliquer sans crainte, plusieurs jours de suite, quand les symptômes des maladies l'exigent, soit aux enfans de l'âge le plus tendre et les plus délicats, soit aux vieillards les plus décrépis; et il est naturel de penser que la Faculté de médecine de Paris, il y a à-peu-près quatre-vingts ans, ne les aurait pas fait insérer dans les codex de pharmacie, si elle eût reconnu qu'il résultât de leur emploi tous les dangers que leur attribuent les médecins physiologistes; et on peut le dire, sans crainte de se tromper, ils ne seraient pas aujourd'hui si fortement décriés, si le chirurgien LE ROY ne les eût pas mis, sans précaution, entre les mains de tout le monde. *Peut-être aussi que, s'il eût été docteur-médecin, les esculapes modernes eussent un peu plus respecté ses avis.*

D'ailleurs, si ces remèdes trouvent tant de détracteurs depuis qu'ils sont préconisés par le chirurgien LE ROY, il ne faut pas s'en étonner, c'est le sort qu'ont éprouvé presque toutes les nouveautés, dans ce genre. L'antimoine n'a-t-il pas été, pendant cent vingt ans, un sujet de dispute médicale? et n'a-t-il pas donné lieu à une censure sévère, de la part de la Faculté de médecine de Paris, *appliquée injustement, en l'année 1560, à Louis Delaunay, médecin, de la Rochelle?* et cependant l'antimoine a été conservé comme un remède précieux; il a résisté à toutes les chicanes qui lui ont été suscitées; et il est sorti victorieux de la lutte ridicule que la prévention, l'ignorance ou la mauvaise foi avaient introduits parmi les médecins. Un pareil résultat est sans doute réservé aux remèdes attribués au chirurgien LE ROY; et cela est d'autant plus présumable, que le vomi-purgatif a l'antimoine pour principal agent, et que le purgatif est composé des médicamens dont se servent, tous les jours, les médecins dans le traitement des malades qui leur sont confiés. Et d'ailleurs leurs succès ne peuvent plus désormais être contestés par les hommes de bien; ils doivent, en conséquence, résister à toutes les chicanes de l'envie, de l'égoïsme, de la mauvaise foi ou de l'ignorance, pour continer leurs heureux succès sur les pauvres humains, abandonnés comme incurables par les médecins qui ne connaissent ni la manière de s'en servir, ni leurs vertus. (1)

Ainsi que je l'ai déjà dit, ces remèdes portent l'un et l'autre leurs stimulus directement sur les membranes internes de l'estomac et des intestins, sans qu'il reste

_____

(1) Quelques détracteurs de cette ville ont essayé l'usage de ces remèdes, sans connaître leur manière d'agir et la méthode de les employer; aussi l'ont-ils fait sans succès; et profitant de leur peu de réussite, ils les ont décrié davantage, sans s'apercevoir que leur insuccès dépendait de leur peu d'expérience, et non de ces remèdes. Quelques observations, contenues dans ce RECUEIL, leur prouveront que les mêmes remèdes, administrés méthodiquement sur ces mêmes malades qu'ils avaient abandonnés, les ont promptement rendus à une santé parfaite. Ils pourront aussi être convaincus que ce n'est pas ainsi que le charlatanisme exerce son empire, et que ceux là seuls qui promettent beaucoup et ne tiennent guère, sont seuls entachés de ce vice, réprouvé par tous les honnêtes gens.

après leurs effets ces lassitudes et ces foiblesses qui accompagnent presque toujours les purgatifs à grands lavages; et ils doivent sans doute cette vertu à leur petit volume et aux menstrues qui entrent dans leurs compositions, lesquels neutralisent l'effet irritant des ingrédiens, d'où dépend leur action purgative, en même temps qu'ils modèrent et facilitent les efforts gastriques et péristaltiques qu'ils font naître pour produire leurs effets; (1) ce qui me paraît très-évident, par le peu de fatigue que ressentent les malades après qu'ils en ont fait usage, et par la facilité qu'on a de les réitérer dans certaines circonstances, jusqu'à trois fois par jour, sans que ces malades soient sensiblement affaiblis, malgré que ces remèdes produisent, dans ce laps de temps, vingt-quatre et trente selles, et cela sans qu'il résulte dans les intestins le moindre signe d'irritation causé par eux, l'embarras qu'y éprouvent quelquefois les malades, dans ces circonstances, après leurs effets, étant produit, ainsi que je l'ai déjà dit, par la présence des fluides qui y ont été attirés par ces remèdes, et dont les impressions irritantes qu'ils font éprouver à la membrane muqueuse de ces organes, disparaissent promptement par l'emploi d'une nouvelle dose qui les expulse de la masse générale : ce qui arrive, surtout, quand les premiers n'ont pas produit autant d'évacuations qu'on pouvait le désirer.

Avec un peu d'attention, il est bien facile de se convaincre de ces résultats, par les phénomènes qu'ils produisent sur chaque partie lésée; ainsi, par exemple, lorsque la maladie est une apoplexie, les malades ressentent, pendant l'opération des remèdes, des ruisseaux glacés s'écouler de chaque côté du cou, pour se rendre vers le thorax, où ils cessent d'être perceptibles; et si cette maladie est compliquée de paralysie, il circule, en outre, de la partie qui en est affectée, des liquides qui causent des frémissemens dans toute son étendue, ayant beaucoup de ressemblance avec l'effet que produiraient des milliers de fourmis, qui la parcourraient.

Si c'est une hépatite, les malades éprouvent un pareil frémissement dans tout l'organe hépatique, et des douleurs dans la région du pilore et du duodénum, lesquelles sont sans doute causées par la pénible sortie de l'humeur bilieuse de la vésicule du fiel, pour s'introduire dans le tube intestinal et l'estomac, où elle cause, par sa mauvaise qualité, une irritation plus ou moins douloureuse.

Enfin, un engorgement dans l'une des extrémités, où des douleurs rhumatisantes produisent aux malades, dans chacune de ces parties, un embarras qu'ils ne peuvent exprimer, qu'en disant qu'ils sentent quelque chose qui cherche à se débarrasser, en leur occasionnant une sorte d'engourdissement, qui ressemble beaucoup à la crampe.

J'ai eu si souvent occasion de me convaincre de l'existence de ces phénomènes, que je puis affirmer que ces remèdes ne méritent, en aucune manière, les reproches qui, de

(1) Cette idée paraîtra peut-être paradoxale aux yeux des antagonistes; mais les faits sont là pour la justifier.

toutes parts, leur sont adressés par des hommes influencés par la prévention, qui les jugent sans les connaître, et qui préfèrent leur erreur à des preuves incontestables, faites pour éclairer leur religion.

S'ils se donnaient la peine de consulter un peu les lumières de la pathologie, ils seraient bientôt convaincus que l'irritation et l'inflammation sont des causes qui mettent opposition à la contraction des fibres musculaires des intestins, et que ces effets étant produits dans les petits vaisseaux intestinaux et dans leur tunique musculaire, il est impossible, tant que l'un de ces états existe à un degré extrême, que des évacuations considérables puissent avoir lieu ; et que c'est cependant l'effet que produisent les purgatifs drastiques en général ; et que, par conséquent, c'est à tort qu'on leur attribue tous les maux dont la nomenclature varie en raison du plus ou moins de prévention et d'erreur de leurs antagonistes ; et ils ne pourraient pas se dissimuler, s'ils cherchaient franchement la vérité, que tous les effets, plus ou moins sensibles, produits par ces remèdes, sont autant de preuves de la dérivation opérée et de l'épurement qui en résulte pour la masse générale des humeurs, quand elle est atteinte d'un vice délétère, ou seulement pour la partie ostensiblement affectée ; ce qui, d'ailleurs, leur serait confirmé, presque toujours, par la cessation progressive des symptômes et des maladies elles-mêmes. Mais l'erreur a tant d'empire sur eux, qu'ils auront bien de la peine à se soustraire à sa funeste influence : il faudra désormais s'en défier, et les plaindre.

Les autres espèces de purgatifs pourraient bien, dans certains cas, (1) produire les mêmes résultats ; mais leurs grands lavages obligés relâchent les tuniques intestinales et gastriques, et ne provoquent que l'évacuation des matières excrémentitielles, actuellement existantes dans leurs cavités, à moins qu'ils ne soient drastiques et souvent répétés dans un petit laps de temps ; ce qui n'est pas toujours possible, attendu qu'ils excitent trop fortement ces organes, et qu'ils n'ont pas la vertu de calmer l'irritation qu'ils produisent ; d'où il suit que, dans des cas où une forte dérivation est indispensable, les purgatifs attribués au chirurgien Le Roy, doivent leur être préférés ; et cette préférence est d'autant mieux fondée, que, dans les cas précités, ce n'est qu'en profitant de l'attraction commencée dans l'estomac et les intestins, qu'on parvient à déterminer une dérivation salutaire, et souvent cette épuration de la masse générale, nécessaire au rétablissement des malades.

Les premières doses administrées, ne donnant qu'une légère secousse à tous les vaisseaux du tube intestinal et de l'estomac lui-même, et n'évacuant que les matières contenues dans les cavités de ces organes, sans entraîner avec elles aucun des produits des vaisseaux excrétoires résultant de la dérivation épuratoire qu'on veut opérer, il devient en conséquence très-urgent d'en administrer une deuxième dose, le plus promptement possible,

---

(1) Parmi les observations contenues dans ce Recueil, on en verra trois résultantes de purgatifs ordinaires ; je les ai décrites pour aider à fixer l'opinion des médecins, sur les causes des heureux résultats produits dans certaines maladies par ces sortes d'évacuans.

laquelle, quoique prise incontinent, produit souvent à peine cet effet ; et , dans ce cas, elle entraîne *seulement* les restes excrémentitiels qui avaient résisté , dans les loges intestinales , aux effets de la première. Il n'est pas rare, cependant, de s'apercevoir, par une certaine quantité de fluide huileux, de couleur de thérébentine, qu'il y a déjà attraction produite ; et pour le médecin qui connaît l'effet de ces remèdes, ce serait n'avoir rien fait de bien, s'il ne continuait pas, deux autres jours de suite , leur administration , en augmentant quelque fois les doses pour bien fixer l'afflux humoral qu'il désire établir dans ces organes ; il aurait au contraire agravé inutilement , *mais en apparence seulement , l'état des malades, par le mal-aise qu'éprouveraient l'estomac et les intestins, causé par la présence des liquides, ainsi dérivés, qui resterait appliqué à nu sur leurs membranes muqueuses ; mal-aise qui disparaît facilement , en multipliant les doses qui les évacuent, ainsi que je viens de le dire.

C'est alors, mais alors seulement, que les malades commencent à s'apercevoir d'une diminution dans la gravité des symptômes, et que ce mal-aise, plus supportable, permet un ou deux jours de repos, qu'il ne faut pas prolonger, si on désire profiter avec avantage des effets produits par les moyens déjà employés , et maintenir les petits vaisseaux intestinaux dans les dispositions attractives qu'ils ont fait naître.

En conséquence, c'est un besoin presque indispensable de répéter les doses de ces remèdes quatre et cinq fois la première semaine, quand les maladies sont fortement invétérées , ou qu'une forte dérivation se présente comme le seul moyen de faire disparaître les accidens qui menacent la vie, et de permettre quelques jours de repos, pour reprendre ensuite le traitement comme il a été commencé, sauf à ralentir cette activité les semaines qui suivent, et à la supprimer, même totalement, si les effets produits sont suffisans pour consolider la santé.

Cependant, si les maladies existaient depuis long-temps, et si elles avaient été rebelles aux autres méthodes , il faudrait , pour éviter des rechûtes, administrer , de temps à autres, les mêmes moyens, quelque fois deux jours de suite ; ce qui est facilement indiqué aux médecins par la propension que présentent les symptômes à se renouveler. Les observations contenues dans ce Recueil en offriront souvent la preuve.

Mais , si ce sont des maladies récentes dont les causes ne sont pas très-intenses, toutes ces précautions sont inutiles ; car dans ces cas deux ou trois doses suffisent pour les détruire, si elles sont appliquées en temps opportun.

Je sais bien que ce mode de traiter est en opposition formelle avec les méthodes usuelles, et surtout avec celle qui a pour base les sangsues ; mais l'expérience , vrai flambeau de la médecine clinique, a fait entendre sa voix bienfaisante ; ses traits de lumière ont pénétré les hommes qui veulent le triomphe des vérités utiles. Les craintes et les conjectures, plus ou moins erronées, doivent disparaître devant les faits incontestables qui cimentent sa puissance.

Ce sont ces motifs, réunis aux nombreuses observations que ma pratique m'a fourni, qui me font préférer ces espèces d'évacuans ; je les ai constatés si souvent et avec tant de précaution, qu'il m'est bien permis de penser que l'examen impartial des observations que j'offre au Public, pourra produire quelque bien à l'humanité.

Il ne faudrait pas en conclure, cependant, que cette méthode est infaillible, ainsi que le prétend son fondateur ; il serait bien aussi de ne pas croire que les sangsues ne puissent être utiles dans plusieurs maladies : ce serait une double erreur, que je ne pourrais partager, parce qu'il m'est démontré, par plusieurs expériences faites avec un soin tout particulier, qu'il en est beaucoup où, ni l'une ni l'autre, ne conviennent ; de même qu'il y a des cas où elles sont, l'une ou l'autre, extrêmement utiles ; mais, malheureusement pour l'espèce humaine, on ne guérit pas toutes les maladies, surtout celles qui présentent une désorganisation de quelques viscères essentiels à la vie. Dans ce dernier cas, un médecin prudent évite tous les remèdes ; il se contente d'expecter la nature ainsi désorganisée, et de consoler les malades qui approchent de leur dernière heure, malgré que, très-souvent, dans l'instant même que ces malheureux présentent encore quelques lueurs d'espérances, la nature fasse d'inutiles efforts pour conserver sur leurs lèvres leur dernière parole, qui s'enfuit avec le dernier soufle de la vie.

Comme ces espérances sont insidieuses, qu'elles affligent notre ame et augmentent les regrets de notre insuffisance, en même temps qu'elles nous cachent le fidèle tableau des misères humaines, il faut les éloigner de nous un moment pour reposer notre douleur sur des faits propres à l'adoucir, afin que nous puissions les examiner avec l'attention dont nous sommes susceptibles, et y trouver la preuve consolante que, si l'art est souvent impuissant, il produit quelquefois des effets merveilleux, en secondant la nature.

C'est ainsi que, désormais, je me propose de répondre aux observations peu décentes qui me sont quelquefois adressées indirectement, par la seule raison que j'ai quelque confiance dans les purgatifs. Heureux du bien qu'ils opèrent sur les malades abandonnés par leurs antagonistes et confiés à mes soins, comme dernière ressource, je me félicite avec ces malades, rappelés ainsi à la santé, en même temps qu'ils se réjouissent de mes succès. (1)

Je n'ai pas l'intention d'indiquer toutes les maladies où ce mode de traitement mérite la préférence, par la raison que, pour y parvenir, il faudrait que j'employasse les analogies et les conjectures, et que ce n'est pas ainsi que je me suis proposé d'agir. Mon guide est l'expérience ; je ne dois, en conséquence, présenter que des faits consacrés par elle, afin de les faire connaître, avec toute sécurité, aux hommes de l'art, partisans des

---

(1) Depuis le mois d'octobre dernier, je n'ai perdu que deux malades, lesquels ne s'étaient adressés à moi que comme dernière ressource, et cependant j'en ai vu un assez bon nombre. Depuis cette époque, et si l'on voulait juger de la bonté des méthodes, par comparaison, on pourrait consulter les registres de l'état civil, où il serait facile de se convaincre que les antagonistes sont moins heureux dans les résultats de leur traitement. On pourrait peut-être aussi, en examinant ce qui se passe, acquérir la preuve que les hommes de l'art qui emploient les purgatifs, n'abandonnent jamais leurs malades que non incurables, et qu'il n'en est pas ainsi de ceux qui préfèrent les sangsues.

vérités utiles, pour qu'ils en tirent les conséquences qui naturellement en découlent, **et** qu'ils aident à les propager, s'ils en sont jugés dignes.

Les congestions cérébrales, avec stases dans quelques autres parties du corps, **sans phlegmasies** apparentes, précéderont les phlegmasies des membranes. Je terminerai **par** quelques maladies des autres parties, moins essentielles à savoir. J'exposerai les unes **et les autres** avec franchise, et le plus clairement qu'il me sera possible, afin de remplir le but d'utilité que je me suis proposé, le seul auquel j'aspire, en publiant des faits qui peuvent tous les jours être vérifiés par les détracteurs.

PREMIÈRE OBSERVATION

Le sieur G., forgeron, de l'Ile-d'Oleron, âgé de 69 ans, bien constitué, gros et trapu, ayant le cou court, la tête grosse, et d'un tempérament sanguin, se livrant quelquefois, avec trop d'excès, à la gastronomie, était, en 24, au mois de mars, atteint, depuis dix-huit mois, d'une émiplégie du côté droit : ses facultés mentales tendaient à l'idiotisme ; il avait, de plus, une très-grande difficulté à prononcer les mots les plus faciles : c'était la suite d'une attaque d'apoplexie pour laquelle depuis l'invasion on n'avait cessé de lui faire des remèdes infructueux.

Étant allé par affaire dans cette contrée, le 27 mars 1824, ce malade me fut présenté. Je le trouvai ainsi que je viens de le dire, et je promis à ses parens d'entreprendre de le rappeler à une meilleure santé, avec espérances de succès. Pour l'encourager, je lui citai quelques-uns des faits contenus dans ce Mémoire : et il fut arrêté que son traitement commencerait le 1.er avril suivant. Pour cet effet, sa femme et son fils vinrent à la Rochelle pour y prendre les remèdes et la règle de leur conduite. Je leur donnai l'un et l'autre ; et son traitement fut commencé par le vomitif, qui fit beaucoup vomir. Il fut suivi par quatre purgatifs sans interruption. Les évacuations, par le haut et par le bas, furent excessives ; elles embrouillèrent la tête ; elles renouvelèrent un ancien rhumatisme au bras paralysé. J'avais indiqué deux jours de repos, qui servirent à me faire connaître l'état du malade, pour avoir de moi une nouvelle règle de conduite. Je fis augmenter les doses d'une cuillerée, trois jours de suite, et repos jusqu'à de nouveaux avis.

Ces avis furent satisfaisans : le bras, la cuisse, la jambe et le pied, commençaient à se mouvoir ; la sensibilité se rétablissait d'une manière évidente ; la raison était parfaite ; l'appétit s'améliorait, et l'espérance renaissait chez le malade et dans sa famille. J'avais recommandé au malade un régime modéré, composé d'alimens de facile digestion.

Quatre jours de repos s'étaient écoulés : le traitement fut repris de la même manière, avec les mêmes doses et la même vigueur. Tous les jours nouveaux succès ; tous les jours toutes les facultés se bonnifiaient. Le seizième jour de son traitement, ce malade pouvait marcher sans béquilles, et se servir de son bras pour essayer à manœuvrer son marteau : trois autres purgatifs achevèrent sa guérison, qui fut complète le 20 avril. Depuis ce temps, il ne fait plus usage d'aucuns remèdes ; et j'ai lieu de penser que sa santé se maintient bonne. Il est venu à la Rochelle, dans le mois de juillet suivant, pour me remercier de mes conseils ; il jouissait de toutes ses facultés ; il était dans l'enchantement d'un si heureux succès ; et, comme je ne lui demandais rien si je ne le guérissais pas, et 200 francs si je le guérissais, il s'acquitta avec plaisir de sa dette, parce que j'avais rempli ponctuellement mes promesses. (1).

DEUXIÈME OBSERVATION.

M. *B.ou*, de cette ville, âgé alors de 60 ans, fut atteint, en 1810, d'une attaque d'apoplexie, dont les premiers accidens furent calmés par les saignées, les sangsues et quelques sinapismes. Revenu un peu de cette malheureuse position, on reconnut que tout le côté droit de la figure était paralysé ; les frictions, les stimulans, et plusieurs purgatifs, promptement administrés, firent disparaître les restes de cette attaque ; et le médecin qui lui prodigua ses conseils l'engagea à faire usage de temps à autre d'un purgatif un peu fort, pour atténuer la tendance à de nouveaux accidens, résultante de sa constitution particulière.

Ce malade suivit ponctuellement, jusqu'en 1820, les conseils de ce médecin, sans éprouver le moindre dérangement dans sa santé ; mais ayant, plusieurs mois de suite, à dater de cette époque, négligé les précautions indiquées, il se trouva menacé de nouveau. Alors, la médecine de LE ROY faisait grand bruit dans le monde. Ce malade, jaloux de connaître par lui-même en quoi elle consistait, prit de toutes parts des renseignemens, et se décida à en faire usage, d'abord plusieurs jours de suite, et à des époques plus ou moins éloignées. Depuis ce temps, quoiqu'il soit très-replet, coloré à l'excès, le cou très-court et prédisposé à des attaques meurtrières, il se maintient dans une santé parfaite par cette méthode, dont il ne peut s'écarter

---

(1) Si je n'avais pas d'autres faits de cette espèce à présenter, les heureux effets obtenus sur ce malade seraient bien suffisans, sans doute, pour faire apprécier l'importante dérivation opérée par ces remèdes, qui produisaient chaque jour une amélioration sensible ; mais d'autres faits, non moins concluans, sont le résultat de ma pratique. Je vais les mettre successivement sous les yeux de mes Lecteurs, afin de ne leur laisser aucun doute sur la bonté de cette méthode, lorsqu'elle est employée en circonstances opportunes, et avec la prudente célérité dictée au médecin par les accidens qui menacent la vie.

Ces faits cimenteront, je l'espère, l'impuissance des antagonistes de ce mode de traitement ; et les malades qui en ont éprouvé de si heureux résultats, étant toujours disposés à les corroborer, par l'expression de leur reconnaissance, coopéreront d'une manière puissante à faire disparaître les objections de ces détracteurs, comme la lumière du soleil, par sa douce chaleur, dissipe les sombres vapeurs qui s'élèvent des marais, le matin d'un beau jour.

sans être incessamment exposé à des maux de tête, à des dispositions au sommeil, et à un engourdissement dans les facultés mentales, qui sont les tristes précurseurs d'une congestion dans l'organe cérébral, et les avant-coureurs d'une attaque manifeste, dont il évite les résultats par les moyens précités.

C'est ainsi que ce malade, depuis ce temps, conserve une bonne santé, et se livre avec facilité à donner des conseils salutaires à ses nombreux clians, qui le respectent autant qu'ils l'aiment. Il a, dans ce moment, 76 ans; je le vois tous les jours se féliciter des heureux succès qu'il a obtenu de cette règle de conduite. Comme il a la bonté de recevoir quelquefois mes avis, il m'a donné avec plaisir tous ces détails, qui offrent la preuve que, depuis long-temps, les purgatifs employés pour ces espèces de maladies, étaient reconnus évidemment utiles. En conséquence, on ne doit pas être étonné si la méthode indiquée par le chirurgien Le Roy, dirigée par un médecin habitué à son application, produit si souvent des effets extraordinaires, dans des cas où les méthodes opposées sont toujours insuffisantes.

L'observation qui suit vient y ajouter un nouveau trophée. Le malade qui y a donné lieu, a fait, pendant quinze mois consécutifs, usage de moyens superflus; et vingt jours, avec cette méthode, ont suffi pour lui rendre toutes ses facultés.

TROISIÈME OBSERVATION.

M. *R.au*, de cette ville, âgé de 75 ans, d'un tempéramment sanguin, fortement constitué, le cou un peu court, la figure d'un rouge très-prononcé, et muni d'un embonpoint manifeste, fut atteint, en 1820, d'une attaque d'apoplexie qui fut traitée méthodiquement par les sangsues, les saignées, la diète, les lavemens drastiques, les sinapismes, et quelques purgatifs. Ces divers remèdes calmèrent les accidens qui menaçaient sa vie; mais il lui resta une paralysie à l'œil et à la paupière gauche, ainsi qu'aux muscles de la bouche; de telle sorte qu'il ne pouvait articuler les mots un peu difficiles, ni percevoir, de ce même côté, les rayons lumineux.

Les extrémités se sentaient un peu de ce malheureux état, qui était aggravé par une difficulté mentale. Tous ces symptômes résistaient, *depuis plus de quinze mois*, aux divers traitemens que je viens d'indiquer, lorsque ce malade, lassé de tant de soins inutiles, réclama mes avis.

Explorant les parties, et les trouvant ainsi que je viens de le dire, je fus facilement convaincu qu'il restait encore quelques ressources pour faire recouvrer à ce malade une très-grande partie de ses facultés, presque perdues; je le lui laissai entrevoir, et me décidai à lui faire subir le traitement qui m'avait déjà réussi dans des circonstances à-peu-près pareilles. Convaincu qu'il ne pouvait y avoir qu'une forte congestion, compressive de l'organe cérébral, qui causât et entretînt cette maladie, je songeai, en conséquence, à la détruire par une forte dérivation, comme la seule

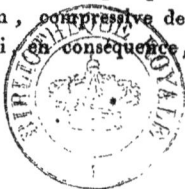

5

ressource qu'on pût rationnellement employer pour obtenir un bon résultat, les remèdes précédemment mis en usage n'ayant produit que le regret de leur insuffisance.

Ce malade, d'ailleurs, était, depuis plus d'un mois, confié aux seuls efforts de la nature, qui est presque toujours impuissante dans des cas de cette espèce : ce qui annonçait que le médecin chargé de lui prodiguer des secours, désespérait de le rappeler à une santé parfaite.

Je commençai, en conséquence, son traitement par le vomi-purgatif, qui produisit beaucoup d'évacuations bilieuses, quelques glaires et plusieurs selles mélangées. Le lendemain, je lui passai une dose du purgatif, troisième degré, qui commença à faire sentir ses effets dans la cavité cérébrale, manifestée par un embarras plus grand dans cet organe. Satisfait de ce résultat, qui, à mes yeux, était utile, je réitérai, trois autres jours de suite le même moyen, avec les mêmes produits, accompagnés d'un phénomène qui est un signe certain d'une dérivation commencée ; un ruisseau glacé semblait au malade descendre de l'intérieur de sa tête, des deux côtés du cou, en suivant la direction des carotides, pour se rendre dans le thorax, où il cessait d'être perceptible.

Déjà les facultés mentales étaient parfaites ; l'œil gauche commençait à voir la lumière, et la bouche était plus facilement mobile ; je laissai au malade deux jours de repos, pour mieux juger les effets produits, et donner à la nature la facilité d'en profiter, pour m'instruire des résultats qu'elle en avait éprouvé.

Ils me convainquirent qu'ils étaient utiles ; et je continuai, quatre autres jours de suite, les mêmes moyens, qui me remplirent d'espérances, ainsi que le malade, qui parlait plus librement ; sa bouche se redressait ; il y voyait très-clair de l'œil affecté, et était charmé de ce succès.

Un repos de deux autres jours me parut encore nécessaire pour les causes énoncées ; et je repris l'usage des mêmes moyens, quatre autres jours de suite, pendant lesquels ce malade ressentit toujours un ruisseau glacé descendant de la cavité cérébrale, en produisant les mêmes phénomènes. Les matières attirées dans les intestins, et évacuées par ces moyens, avaient quelque fois causé dans ces organes quelques douleurs ; mais les selles subséquentes les faisaient promptement disparaître, de telle manière qu'à la fin de chaque jour, après douze selles copieuses opérées, il ne leur restait aucune espèce d'embarras qui pût y indiquer le moindre degré de phlegmasies. L'état du malade s'améliorait, au contraire, en raison de la plus grande quantité des matières expulsées de la masse générale.

Je l'avais tenu, les deux premiers jours, à la diète ; mais, par suite, j'augmentai ses alimens par gradation ; et le treizième jour du traitement, je le laissai maître de manger à son gré : je le mis au repos jusqu'au quinzième. Les 16, 17 et 18, son traitement fut repris avec les mêmes moyens ; et le vingtième ce malade, parfaitement rétabli, n'avait plus besoin de mes conseils. Depuis cette époque il se porte à merveille ; et j'espère qu'il évitera de nouvelles attaques, par les précautions que je lui fais prendre. Il est aujourd'hui, *cinquième année de son traitement, si agile, qu'on ne s'imaginerait jamais, en le voyant marcher et en causant avec lui, qu'il a été atteint d'une si cruelle maladie,* qui entraîne si souvent dans le tombeau les malades qui n'ont pas eu le bonheur d'être soumis à un traitement aussi salutaire; et il est présumable que sa carrière sera poussée aussi loin que s'il n'en eût jamais été atteint. Il prend tous les mois un purgatif, pour faire disparaître les dispositions d'engorgemens qui pourraient se former encore.

Comme on peut le voir par ces trois observations, ce mode de traitement ne produit de bons effets, que parce qu'il attire fortement, dans l'estomac et les intestins, les liquides qui compriment l'organe cérébral, la moële épinière et les nerfs qu'ils paralysent, et n'opère, de cette manière, qu'autant que cette attraction dérivative est maintenue dans un état d'activité continuel, pour entretenir dans les vaisseaux intestinaux cette faculté qui résulte du léger excitement occasionné par les purgatifs, destinés en outre à expulser du corps les matières surabondantes ou délétères; et que ce n'est qu'en les répétant, aussi souvent et aussi promptement que possible, qu'on parvient à produire des effets aussi salutaires : effets qui sont nuls lorsque l'on met trop d'intervalle entre chaque dose, parce qu'ils laissent aux petits vaisseaux intestinaux le temps de revenir dans leur inertie habituelle ; ce qui nécessite une nouvelle secousse un peu forte, pour y faire, de nouveau, affluer les liquides oppresseurs des principes de la sensibilité et de la motilité.

C'est dans ce mode d'administrer ces remèdes que se trouve la cause de tous les succès indiqués dans ce Mémoire. C'est dans cette répétition prompte d'évacuations successives que la thérapeutique peut être, dans ces maladies et dans toutes celles dont je donnerai le détail, d'une utilité parfaite ; et c'est comme purgatifs, comme dérivatifs et dépuratifs, qu'ils produisent de si merveilleux effets, dans les maladies où les partisans des méthodes opposées abandonnent les malades comme incurables, lesquels retrouvent, presque toujours, une prompte santé dans l'emploi de ces moyens.

Ces purgatifs, si calomniés, ne sont pas les seuls qui puissent, dans tous ces cas, être salutaires. Quelques observations qui suivent, vont nous offrir la preuve que ceux du codex peuvent produire les mêmes effets, quand on suit la même méthode dans leur application.

Ainsi, l'art de guérir, au lieu de trouver dans ces remèdes des moyens dangereux, s'est donc enrichi, par cette précieuse méthode, d'un moyen presque certain d'arrêter, dans leurs marches, ces cruelles maladies, qui enlèvent si souvent les hommes les plus utiles à la Société et à leurs familles, dans l'instant même qu'ils ont l'air de posséder la meilleure santé. Cette méthode offre donc, en outre, l'espérance bien fondée de détruire la tendance à cette maladie, chez les hommes qui y sont prédisposés par leur constitution particulière. On peut donc, avec elle, conserver à la vie ceux qu'*un embonpoint extrême menace d'une attaque foudroyante,* qui les anéantit dans un instant, sans qu'il soit possible à l'art de leur offrir quelques secours utiles. Il dépendra donc, désormais, des citoyens ainsi constitués de prolonger leur existence, et de conserver leur santé avec autant de facilité que s'ils étaient mieux favorisés de la nature. Et, pour cela, que leur faudra-t-il? un peu de modération dans le régime, quelques évacuations de temps à autre, et les conseils de leurs médecins, pour indiquer les époques où cela devient indispensable. Les faits qui suivent viennent encore corroborer ces réflexions.

QUATRIÈME OBSERVATION.

M. *B.*, de cette ville, âgé de cinquante-quatre ans, d'une forte constitution et d'un embonpoint considérable, le cou un peu court, exposé, depuis plusieurs années, à des douleurs de rhumatismes qui avaient l'apparence d'attaques de goûtes, fut atteint, au mois de septembre 1824, d'un gonflement au pied droit, qui occupait toute cette partie jusqu'aux maléoles, avec rougeur et douleur. Bientôt le genou, la hanche et l'épaule, du même côté, y participèrent, ainsi que l'œil droit et les muscles du cou, qui étaient assez douloureux, pour se mouvoir avec une extrême difficulté.

Deux médecins, appelés pour donner des secours à ce malade, employèrent inutilement tous les moyens de leur art, pendant dix à onze mois, sans opérer le moindre allégement à ses maux. La diète, les bains, les sangsues, les douches, les fumigations, les setons et les cautères, furent mis en usage par ces messieurs, sans le moindre succès, excepté que les douleurs devinrent un peu moindres seulement. Ce malade ne pouvant faire que quelques pas, à l'aide de béquilles, et soutenu par une domestique, désira ardemment la cessation d'une si cruelle position. Ses médecins ne lui donnaient que peu ou point d'espérances. Ne sachant que faire, ils l'engageaient à la patience, et à se confier, pendant quelques mois, aux efforts de la nature : mais, faible consolation pour un malheureux podagre, qui ne pouvait, en aucune manière, se livrer aux travaux de son état, qui étaient, depuis cette époque, confiés à l'un de ses camarades !

Se regardant abandonné comme incurable, et désespérant de trouver du secours dans les faibles moyens de la nature auxquels on l'avait confié, il me fit prier de lui donner mes conseils. Je connaissais son état et la cause; je lui avais dit quelquefois que les moyens qu'on employait ne le guériraient pas. Son récit confirma toutes mes conjectures; et, en examinant les parties, je les trouvai toutes engorgées et dures, douloureuses et immobiles, compliquées d'embarras dans les facultés mentales, et de paralysies aux paupières de l'œil droit. Cet état me paraissant être causé par un engorgement de l'organe cérébral et par une stase dans les parties malades qui s'offraient à mon investigation, je n'hésitai pas à lui proposer les moyens qui m'avaient si bien réussi dans les cas précédens, lesquels avaient, avec sa maladie, une certaine analogie.

Six jours ne s'étaient pas écoulés, depuis le commencement de ce nouveau traitement, que les engorgemens devinrent moins sensibles, et permirent aux différentes parties affectées de se mouvoir un peu plus facilement. L'œil et les facultés mentales, rétablis dans l'état presque naturel, me remplirent d'espérances ; et le huitième jour, le malade put marcher dans sa chambre, sans béquilles. Le même traitement continué pendant huit autres jours, lui permit de se promener dans les rues et de visiter ses amis. Depuis cette époque, sa santé s'est tellement améliorée, qu'il a repris ses fonctions, et qu'il se maintient dans cet heureux état, par les précautions que je lui ai indiquées.

Pour obtenir un si heureux résultat, je n'ai employé d'autres purgatifs que ceux de Le Roy, un régime tempérant, quelques délayans, et quelques frictions sur les parties engorgées ; mais les purgatifs auxquels je dois ce succès, ont été répétés cinq fois la première semaine, et trois fois chacune des semaines suivantes : de telle sorte que, dans les vingt jours qu'a duré son traitement, il en a pris quinze doses, dont les effets se faisaient particulièrement sentir par une bonnification manifeste dans tous les mouvemens et dans les fourmillemens qu'il ressentait dans chacune des parties lésées.

Les premiers docteurs essayèrent ces mêmes purgatifs ; mais ils le firent avec tant de parsimonie, qu'ils ne purent en obtenir aucuns résultats ; et il ne m'a pas été difficile, dans l'emploi que j'en ai fait, de prouver qu'ils ne connaissaient ni leur manière d'agir, ni la méthode de les administrer. Aussi M. C.*et*, l'un d'eux, a-t-il jugé à propos de dire à quelques personnes que je m'étais glissé entre lui et ce malade, pour le lui enlever. Si ce n'était pas une nouvelle calomnie, dont il ne pourra guère se blanchir, ni à mes yeux ni à ceux du malade, ni à ceux de l'homme de loi à qui il l'a racontée, je m'en occuperais davantage ; mais il lui est trop pénible de voir ce malade jouissant de toutes ses facultés, dans un temps où il avait désespéré de le rappeler à une santé parfaite, pour que j'aille encore l'accabler davantage : j'aime mieux le livrer à ses réflexions ; elles lui aideront peut-être à être plus circonspect à l'avenir.

L'observation qui suit présente un succès si rapide, qu'il est extraordinaire dans les fastes de la médecine.

CINQUIÈME OBSERVATION.

M. L.*bre*, de cette ville, âgé de 40 ans, blond, figure grosse et un peu empâtée, le cou court, et muni d'un embonpoint qui approche de l'obésité, avait, depuis sept à huit mois, un engourdissement dans le bras gauche et à tous les muscles du cou, du même côté, qui lui rendaient presqu'impossible les mouvemens de ces parties. Son bras se soutenait à peine et laissait apercevoir une disposition à une paralysie fortement prononcée.

Ce malade, depuis le commencement de cette maladie, avait suivi les conseils de

6

quelques médecins, qui n'avaient rien produit d'utile, lui-même s'était traité avec la médecine de Le Roy, sans plus de succès. Enfin, lassé de tant de soins superflus, il vint me trouver le lundi au soir, 21 novembre 1825. Après avoir entendu le récit des faits que je viens de rapporter, et m'être convaincu que l'état pléthorique du malade pouvait avoir produit un engorgement au cerveau et aux parties souffrantes, je crus que cette cause pouvait être celle de tous les accidens dont il était atteint ; je lui proposai, en conséquence, de lui administrer les remèdes de Le Roy, sous condition qu'il suivrait ponctuellement ce que je lui dirais : il me le promit. Je lui prescrivis trois cuillerées du N.º 3, chaque jour, jusqu'au vendredi, quatrième de son traitement. Il fut convenu que je n'irais le voir que ce jour là, à moins d'accidens imprévus, et qu'à cette époque, j'avais lieu d'espérer qu'il me saluerait avec le bras malade.

Ponctuel dans mes promesses, je me rendis çhez lui à cinq heures et demie du soir, le vendredi ; je le trouvai à dîner, découpant un morceau de poisson, et se servant du bras gauche avec autant de facilité que du bras droit. Ce changement que j'avais annoncé le remplissait de bonheur et d'espérances pour l'avenir, et son appétit extrême ne se trouvait calmé que par la promesse qu'il m'avait faite de suivre, de point en point, mes prescriptions. Ses mouvemens étaient faciles, du bras et du cou, ses forces parfaites, malgré que, pendant ces quatre jours, il fut allé soixante-dix-huit fois à la garde-robe, et que, ce jour là, il fut monté et descendu du premier étage, trente-deux fois dans la journée.

La liberté de son bras, la mobilité du cou et l'absence de toutes douleurs, me déterminèrent à quelques jours de repos, qu'il voulait prolonger à l'infini, ne croyant plus avoir besoin d'aucun remède. Cependant, accédant à mes observations, il en continua l'usage encore quelques jours, et ils ont suffi pour consolider sa santé, à un tel point, qu'on ne s'imaginerait jamais, en le voyant, qu'il a été atteint d'une maladie si rebelle aux remèdes ordinaires.

Cette observation prouve, d'une manière bien puissante, que, si la méthode dont j'ai fait usage, pour le débarrasser d'une maladie si rebelle, produit de si heureux effets, on ne peut les obtenir qu'en l'employant avec discernement et la connaissance parfaite des causes qui ont produit les maux que l'on veut combattre, et des circonstances opportunes où il est indispensable de les appliquer ; elle prouve en outre que, si certains médecins qui l'emploient n'obtiennent pas de bons résultats, ils ne le doivent qu'à leur mauvaise manière de l'administrer, et qu'il est par conséquent très-difficile, aux hommes qui n'ont aucunes notions de la science médicale, de ne pas s'exposer à des dangers, toujours inséparables d'une mauvaise et intempestive administration. (1)

---

(1) Les trois observations qui suivent étant le résultat des purgatifs ordinaires, aideront à confirmer aux hommes de l'art, qu'il ne suffit pas de purger pour obtenir de bons résultats, mais

SIXIÉME OBSERVATION.

M. *B.d*, de cette ville, âgé de 55 ans, d'un tempéramment sanguin, fort vigou-
reux, pléthorique jusqu'à l'obésité, ayant le cou très-court et souvent la respiration
laborieuse, avec siflement, fut atteint, en 1820, d'une attaque d'apoplexie traitée
méthodiquement par les saignées, les sangsues, le régime et les laxatifs. Elle cessa de
menacer la vie du malade, en lui laissant cependant une paralysie sur l'œil gauche et sur
la commissure des lèvres, du même côté. Ce traitement, continué très-long-temps,
n'ayant pas produit d'amélioration sensible, ce malade prit le parti de consulter
les médecins de la capitale, qui lui conseillèrent un régime sobre, l'application
des sangsues et un cautère au bras, en y ajoutant quelques laxatifs de temps à autre.
Tous ces moyens, employés encore près de quatre mois, ne produisirent pas plus
d'effet que les premiers traitemens, qui étaient, à peu de choses près, les mêmes.
Consulté, accidentellement, par ce malade, je lui avais dit que je ne pensais pas
que les moyens que l'on employait fussent assez révulsifs pour obtenir une guérison
radicale, et qu'un traitement plus actif était indispensable pour le débarrasser de
ses infirmités, qui pouvaient s'accroître, d'un moment à l'autre, par une nouvelle
attaque. Après plusieurs avis, donnés et reçus de la même manière, il me demanda
ce que je lui conseillais de faire; je lui dis de nouveau qu'il n'y avait que des évacuations intestinales et gastriques, très - promptement répétées, et à des doses un peu
fortes, qui pussent le rappeler à une santé parfaite. Lassé de souffrir, ce malade
me crut, et, dans très-peu de temps, il eut lieu de se féliciter de mes avis. Il ne
voulut point faire usage des purgatifs de Le Roy; mais il employa les purgatifs
drastiques du codex, plusieurs jours de suite; et, au bout de huit jours de l'usage
de ces moyens, son œil avait revu la lumière; sa bouche s'était redressée; l'usage
amélioré de la parole s'étant aussi manifesté, l'espérance revint, et la santé, qui
s'est consolidée depuis cette époque par de nouveaux purgatifs, ne laisse rien à désirer au malade à cet égard. En conservant le ventre libre, mangeant modérément,
et prenant de temps en temps d'autres purgatifs, il est présumable qu'avec de telles
précautions il coulera des jours exempts de nouvelles attaques, et qu'il jouira du
bonheur de s'être débarrassé d'une maladie qui menaçait continuellement sa vie. Cette
observation corrobore l'idée précédemment émise que, quand les purgatifs ne sont
pas bien administrés, on ne peut pas plus compter sur eux, pour la guérison de

---

qu'il faut encore le faire en rapprochant les doses le plus possible, dans les premiers jours surtout,
afin de fixer l'afflux humoral dans les viscères de l'abdomen, pour en débarrasser les organes qui en
sont importunés, et, par suite, les évacuer de la masse générale.

celle maladie, que sur les autres moyens; mais qu'employés vigoureusement, c'est peut-être la seule méthode praticable en pareille occurrence. Ce malade, depuis trois ans, n'a lieu que de se féliciter de ce mode de traitement; depuis ce temps aussi, il n'a pas eu de nouvelles attaques. (1)

SEPTIÈME OBSERVATION.

M. D.en, de cette ville, âgé de 60 ans, d'un tempérament sanguin, était atteint, depuis à peu-près trois ans, d'éblouissemens, de maux de tête et de sincope, qui ressemblaient beaucoup à des attaques d'apoplexie, mais qui ne laissaient après elles aucuns des symptômes qui sont les résultats de cette dernière maladie. Un état apathique et débile se faisait seulement apercevoir. Quinze jours ou trois semaines s'écoulaient à peine, sans qu'une attaque se manifestât Elles s'étaient renouvelées de cette manière une quinzaine de fois, malgré les soins qui lui avaient été administrés. Les saignées, un régime régulier, et un cautère, n'avaient rien produit d'utile. Les symptômes s'aggravèrent, au contraire, au point de faire craindre des attaques plus sérieuses. Consulté par le malade, je lui conseillai les purgatifs intestinaux, en lui laissant le choix des purgatifs ordinaires, ou ceuxdits de LE ROY. Ces derniers, à ses yeux, ne méritèrent pas la préférence; et il se contenta de ceux du codex. Il en fit un usage fréquent, ainsi que je l'y avais engagé. Pendant les cinq à six premiers jours, l'effet ne fut pas très-sensible, attendu que ce n'était pas l'époque des accès. Il prit quinze jours de repos, en se livrant à ses travaux ordinaires. Au bout de ce temps, deux autres purgatifs lui furent administrés. Les accès n'ayant pas reparu aux époques indiquées, il resta en repos vingt autres jours, sans faire aucune espèce de remède; et depuis près de deux ans et demi il ressent, de temps à autre, quelques symptômes de cette maladie, auxquels il ne se soustrait qu'en s'évacuant tous les mois, au moins deux fois : c'est ainsi qu'il se maintient en bonne santé depuis ce dernier traitement. (2)

HUITIÈME OBSERVATION.

Sa dame, dans le même temps, âgée de 50 ans, était atteinte d'une ménoragie considérable qui la contraignait à rester très-souvent au lit, avec des douleurs

---

(1) Les deux observations qui suivent n'ont pas un caractère aussi prononcé; mais elles m'ont paru dépendre à peu-près des mêmes causes : les mêmes moyens ayant obtenu les mêmes résultats, il est présumable que mes conjectures étaient bien fondées.

(2) Quelques médecins de la capitale lui avaient donné les mêmes avis.

utérines et lombaires ; quelques sincopes , de temps à autre , accompagnées de bouffissure à toute la face , compliquaient cet état , qui durait depuis près de deux ans , lorsqu'une cause douloureuse et imprévue vint supprimer complétement cet écoulement irrégulier , et augmenter les premiers symptômes auxquels se joignirent encore un tremblement de tête , et une extrême faiblesse , ainsi qu'une propension particulière au sommeil. Les accidens de la ménoragie avaient été traités avec les anti-flogistiques , les sangsues et un régime approprié , sans apporter une bonnification à l'état de la malade , l'aménhorée succédant à la ménoragie ; on prodigua , avec beaucoup de soin , le régime rafraîchissant , légèrement laxatif , auquel on joignit l'application répétée des sangsues , pendant près de trois mois , sans obtenir le moindre succès ; la raison s'égarait même parfois : ce qui faisait craindre des suites fâcheuses pour les facultés mentales, Enfin , désespérant d'être rappelée à une bonne-santé , cette malade me cconsulta.

L'état du pouls qui était rénitant , la face rouge et blafarde , le tremblement de la tête et les difficultés mentales , me firent préjuger une pléthore dans les vaisseaux cérébraux , résultante de la suppression subite des menstrues , laquelle avait éprouvé peu de variations. Malgré le traitement dont je viens de faire la description , insister davantage me paraut inutile. Convaincu , par l'expérience , qu'on remédie rarement aux pléthores sanguines par des saignées fréquemment réitérées , quand surtout elles ont lieu dans les veines tortueuses du cerveau. Je dus donc prescrire d'autres moyens. Ceux qui m'avaient réussi dans des cas à-peu-près analogues , et qui venaient de réussir à son mari , s'offrirent facilement à ma pensée ; je les proposai à la malade , qui les accepta. Trois jours de suite ils lui furent administrés. Les résultats offrirent une amélioration sensible. Après quelques jours de repos , deux autres purgatifs furent prescrits : ils ajoutèrent un mieux plus notoire ; la tête , moins tremblante , les facultés mentales dans l'état naturel , la bouffissure diminuée , les douleurs générales presque totalement disparues ; enfin , l'appétit , qui avait été dérangé , se rétablit , et permit à la malade d'augmenter ses alimens. Peu à peu l'état général devenant aussi bon qu'on pouvait le désirer , on cessa toute espèce de remède : et , depuis cette époque , deux purgatifs tous les mois lui sont administrés ; ils maintiennent sa santé et laissent espérer que bientôt , sans les secours de l'art , la nature reprendra ses droits , sans crainte de nouvelles attaques. Ce traitement heureux n'a point été fait avec les purgatifs de LE ROY ; mais bien avec les purgatifs du codex ; je n'ai été que l'indicateur pour ces trois malades ; leur traitement a été suivi par leurs docteurs habituels , sans qu'ils se doutassent que j'y eussent si puissamment contribué. (1).

------

(1) On voit encore , dans cette observation , les heureux effets des purgatifs souvent répétés , surtout dans le commencement du traitement.

NEUVIÉME OBSERVATION.

M. *C.r*, de cette ville, âgé de 55 ans, officier des armées françaises, qu'il n'a quitté que parce que les bivouacs, les vicissitudes atmosphériques et les fatigues de la guerre auxquelles il a été exposé pendant 12 ou 14 ans, obtint son congé, parce qu'il était atteint de douleurs rhumatisantes, qui lui empêchaient de faire le service actif auquel l'obligeaient ses fonctions. Rendu dans sa famille, ses douleurs avaient paru se calmer par le repos et quelques soins; mais ce calme ne fut pas de longue durée; de nouvelles douleurs se manifestèrent bientôt; elles affectèrent toutes les articulations, à un tel point, qu'il lui était impossible de faire le moindre mouvement sans éprouver des douleurs insupportables. Perclus de tous ses membres, avec quelques accès de fièvre qui, de temps à autre, venaient agraver son état, il eut recours à un médecin pour obtenir quelques soulagemens. Ne pouvant bouger de son lit, le médecin appelé le premier employa les délayans, les saignées générales et locales, la diète, les lavemens, les sudorifiques, les frictions avec des flanelles chaudes, les bains, les douches; enfin les cautères et quelques laxatifs, pendant plus de deux ans, sans alléger ses maux d'une manière sensible. Désolé, presqu'autant que son malade, d'une ténacité si grande, et de l'emploi inutile de tant de moyens bien indiqués et administrés avec méthode, ce médecin prit le parti de laisser agir la nature.

Pas plus heureux avec cette faible ressource qu'avec les moyens que l'art avait employé, ce malade jeta alors ses regards sur la médecine de LE ROY. Il crut y trouver un remède pour se guérir; et, dût-il en être victime, il résolut d'en faire usage. Le livre à la main et aidé de ses amis, il commença son traitement par le vomi-purgatif, le purgatif 3.e degré, suivi de près, et fut répété cinq fois dans la première semaine, qui, tous les jours, produisirent des évacuations considérables. Il prit quelques jours de repos; et se consultant sur ce qu'il éprouvait, il crut apercevoir un peu plus de souplesse dans ses membres et moins de douleurs, d'où naquit l'espérance et la ferme résolution de continuer son traitement. La seconde semaine fut employée comme la première, et produisit, pour les évacuations, les mêmes résultats, et une amélioration sensible dans l'état général de sa maladie; quelques mouvemens étaient faciles et peu douloureux. L'appétit qui, pendant ce traitement, s'était accru, put un peu se satisfaire, et pendant trois jours d'un nouveau repos, il essaya à faire quelques efforts pour sortir de son lit; il y parvint avec un peu de peine; mais, aidé de sa femme et de ses amis, il put faire quelques pas dans sa chambre. Depuis deux ans demi, il n'avait pu se procurer ce plaisir : on juge quel bien il éprouva. Son traitement fut repris après ces trois jours de repos. La semaine n'était pas finie, qu'il se sentit un dégagement plus considérable et une facilité beaucoup plus grande à se servir de ses membres; et deux mois de ce traitement alternatif de repos et de remèdes, l'ont mis à même de se livrer aux travaux de sa maison : et, depuis cette époque; sa santé, parfaitement rétablie; ne lui laisse rien à désirer à cet égard. Il fait, de temps à autre, usage des mêmes remèdes; et ils lui suffisent pour ne point avoir des rechûtes, et il se félicite de sa résolution.

Cette observation, dont j'ai examiné tous les progrès, afin de me convaincre des effets que produisaient ces remèdes sur ce malade, m'a confirmé dans l'opinion où j'étais, qu'avec des purgatifs bien administrés, il était possible d'obtenir une dérivation extrêmement utile dans les maladies qui avaient pour cause des engorgemens et des congestions chroniques, quoique l'un et l'autre eussent résisté à des traitemens bien administrés qui n'avaient pas pour moyen médical les évacuans gastriques et intestinaux. (1)

DIXIÉME OBSERVATION.

M. *C.t*, ancien officier de marine, âgé de 50 ans, d'un tempéramment bilioso-sanguin et d'un embonpoint assez grand, fut atteint, en 1820, d'une céphalite avec douleur dans l'organe cérébral, si considérable, qu'il ne savait où reposer sa tête; les organes de l'ouie et de la vue, un peu affectés, furent bientôt compliqués d'une affection mentale qui tenait le malade dans une espèce d'apathie, laquelle avait beaucoup de ressemblance avec l'idiotisme. C'est dans cet état que ce malade fit appeler un médecin, qui le traita, pendant à-peu-près quinze jours, par l'usage des sangsues, des vésicatoires et du régime anti-flogistique. Il calma un peu les douleurs cérébrales; mais les autres symptômes persistant, et ce médecin, ne voulant plus faire de remèdes, le malade réclama les conseils d'un autre médecin. Celui-ci maintint le régime anti-flogistique, renouvela, avec abondance, l'application des sangsues, et à un tel point, que, par suite de la perte du sang auquel elles donnèrent lieu (on l'a évaluée à quatre livres dans une matinée). Ce malade est resté dans une sincope qui fit craindre pour sa vie pendant près de quatre heures consécutives.

Cet état alarmant fit facilement apercevoir que ces reptiles dégoûtans avaient produit le même effet que la flamme qui, en se multipliant, allume un incendie, et dévore ses victimes.

Cependant, revenu un peu de cette mort apparente, les symptômes de sa maladie

---

(1) Ce malade a souvent ressenti dans les membres, lors de l'effet des remèdes, ces frémissemens dont j'ai quelquefois parlé. Jusqu'à ce moment, j'ai présenté des engorgemens cérébraux et de quelques autres parties, sans phlegmasies apparentes. Les trois observations qui suivent ont un caractère plus aigu et plus opiniâtre. Elles offrent des symptômes qui indiquent des inflammations cérébrales extrêmement rebelles aux moyens thérapeutiques. Leurs descriptions et leurs résultats prouveront encore les heureux effets de la méthode des purgatifs.

étant toujours à - peu - près les mêmes, on laissa ce malade en repos le reste du jour, en lui donnant quelques bouillons, pour coopérer à rappeler une portion de l'énergie de la nature. Le lendemain, les mêmes symptômes se manifestant toujours avec une égale intensité, on lui appliqua un large vésicatoire à l'anuque, et quelques jours après des ventouses scarifiées, aux tempes ; enfin, toutes ces peines et tous ces remèdes étant inutiles, ce médecin qui savait que ce malade avait vécu long-temps aux Colonies, s'imagina que ce malheureux état, si rebelle à toutes les ressources de la médecine, employées jusqu'alors, pouvait être causé par un vice vénérien. Un des spécifiques dont se servent beaucoup de médecins contre cette dernière maladie, parut devoir être mis en usage pour débarrasser ce malade de tous les tourmens qu'il éprouvait : des frictions mercurielles lui furent faites en conséquence avec beaucoup de précision et de méthode, pendant quarante jours, sans obtenir le moindre allégement à ses maux. Il en résulta, au contraire, une salivation extraordinaire, qui a duré plus de deux ans et demi sans pouvoir être arrêtée, et sans produire le plus léger avantage à la disparition des principaux accidens de la vraie maladie.

Il fallut donc renoncer encore à ce moyen. Le médecin et le malade, se dégoûtant de tant de soins inutiles, ce dernier surtout, d'après l'avis de quelques - uns de ses amis, se décida à faire usage des remèdes de LE ROY ; il en prit vingt doses dans trois mois, sans être plus heureux qu'aux autres traitemens. Mais ces mêmes amis, persistant à ce qu'il en continuât l'emploi, demandèrent l'avis d'un autre médecin (1), qui fait avec avantage souvent l'application de ces moyens. Il les lui administra avec assez de succès, pour espérer une guérison radicale. La majeure partie des accidens avaient disparu, aidé d'un large vésicatoire appliqué à l'anuque, qui produisit une évacuation considérable de sérosité. Le traitement par les purgatifs, dès-lors, fut ralenti. Il ne restait au malade qu'une légère douleur sous la bosse pariétale droite, et un bourdonnement dans les oreilles, qui lui rendait l'organe de l'ouie un peu difficile pour la perception des sons.

Sa raison dans l'état naturel, ses yeux percevant très - facilement les rayons lumineux, et ses forces digestives ne laissant rien à désirer, on cessa toute espèce de traitement, dans l'espoir que la nature se débarrasserait avec facilité des restes de cette cruelle maladie ; mais il en fut autrement : les accidens n'étaient qu'assoupis. Ils ne tardèrent pas à se manifester avec une nouvelle intensité. C'est alors, et après six ans de maladie et de traitemens péniblement infructueux, que je fus appelé auprès de ce malade, le 7 mars dernier (1826). Il avait une douleur de tête affreuse ; toute la nuit s'était passée dans une agitation qui avait quelques symptômes d'affection mentale, sans sommeil, et irrassible à l'extrême, ressentant une masse énorme appesantir sa tête quand il voulait la remuer.

_____

(1) M. Cadot.

Jaloux de faire pour ce malade ce que j'avais fait pour les autres, qui m'avaient réclamé comme dernière ressource ; encouragé par plusieurs succès dans des maladies à-peu-près pareilles ; encouragé par le bien qu'avait éprouvé ce malade, des remèdes de Le Roy, je les lui proposai, sous la condition qu'il suivrait ponctuellement mes prescriptions : il me le promit ; et je commençai son traitement par le purgatif. Je le continuai trois jours de suite, sans amélioration sensible, malgré qu'ils eussent produit des évacuations considérables et fait ressentir, dans la cavité cérébrale, un mouvement extraordinaire, qui tourmentait le malade et sa famille. Comme je ne partageais pas cette inquiétude, je cherchai à les calmer, et laissai au malade deux jours de repos ; mais, dans la nuit, il eut une crise qui effraya toute la maison. Un tournement de tête, un accroissement de bourdonnement dans les oreilles, et une insomnie, qui avaient tenu ce malheureux, pendant toute la nuit, dans une agitation continuelle, qui ne se termina que lorsqu'une transpiration abondante de la tête, de la figure et du cou, fut venue inonder cinq à six bonnets et autant de serviettes, et, par suite, fournir des crachats qui semblaient être purulans, et avaient une odeur assez désagréable.

Comme je ne vis, dans cette crise, que le produit de la dérivation immense que j'avais excitée, j'en conçus quelques espérances, et je tâchai de les faire partager au malade et à sa famille, qui n'y étaient pas très-disposés. Le pouls offrait une légère disposition fébrile.

Cependant deux jours de repos, écoulés avec l'emploi d'un régime léger et anti-phlogistique, je lui appliquai un large vésicatoire sur le côté droit du cou, où le bourdonnement et la surdité étaient plus considérables, lequel rendit une ample moisson de sérosité, que je favorisai deux jours de suite. Mais les symptômes ayant peu varié, malgré la crise dont je viens de parler, et l'effet du vésicatoire, je dus songer à renouveler les purgatifs ; je les lui donnai trois autres jours de suite, et toujours avec les mêmes résultats que les premiers. A la troisième dose, qui était la sixième du traitement, il se manifesta, dans la nuit, une nouvelle crise, à-peu-près comme la première, mais qui se termina par une pluie formant des milliers de petits ruisseaux, qui semblaient descendre de toute la partie supérieure du crâne, pour se porter dans toute l'étendue de l'occipital, et terminer leur course dans les glandes salivaires, où ils formèrent une salivation qui a duré deux heures, et produit à-peu-près une livre de sérosité. Ainsi évacué, le repos vint, ce malade put dormir deux heures ; et il était assez calme le matin, à huit heures, que je me rendis auprès de lui. La supuration du vésicatoire avait disparu, et il ne lui restait qu'un peu d'agitation dans le pouls.

Sa tête se trouvait dégagée, sa raison parfaite, le bourdonnement moins sensible, mais la surdité, du côté droit, se maintenant toujours à-peu-près au même état. Je crus devoir attendre quelques jours pour justement apprécier les effets qu'avaient produit ces deux crises, qui avaient, à mes yeux, la même origine. Quatre jours

8

expirés, malgré que le mal de tête, le bourdonnement et la surdité fussent diminués; malgré que ce malade put se permettre de donner des leçons de mathématiques, sans trop se fatiguer ; malgré que l'appétit et le sommeil fussent bons, je, crus prudent de lui donner encore deux doses des mêmes remèdes, dans les deux jours qui suivirent : elles opérèrent comme à l'ordinaire; mais les mouvemens extraordinaires de l'intérieur du crâne furent beaucoup moins sensibles; et le malade, éprouvait si peu de douleurs dans cette cavité, qu'il se regardait comme à-peu-près, guéri. La joie se peignait dans tous ses traits et dans tous ses discours; les promenades auxquelles je lui permettais de se livrer, corroboraient, par le bien qu'il en, éprouvait, l'agréable opinion qu'il avait conçue de son état.

Aucuns mouvemens ne lui renouvelant ses douleurs, la toux, les crachats, l'éternuement et la pression sur le crâne, ne produisant aucuns mauvais effets sensibles, sa tête, si lourde à mouvoir, n'était plus que d'une pesanteur naturelle aux yeux de sa raison; il se maintint dans la douce idée qu'il était totalement guéri, et il s'en réjouissait ; je n'étais pas encore de son avis. En conséquence, je lui prescrivis deux autres purgatifs, lesquels, pris successivement, produisirent les mêmes effets que les précédens, excepté que les mouvemens de l'intérieur du crâne furent peu ou point sensibles. Ils ont emporté les restes de la douleur; mais le bourdonnement des oreilles, se faisant encore ressentir, je ne pus regarder ce malade parfaitement guéri. Il croyait,. au contraire, n'avoir plus rien à craindre, et se décida, malgré mes conseils, à suspendre son traitement. Depuis cette suspension, s'évacuant à des distances très-éloignées, il se maintient dans cet heureux état, qui n'est pas une guérison radicale, mais qui pour lui est un état satisfaisant, comparé à celui qu'il éprouvait avant de s'être livré à ce dernier traitement. Des bonnets de laine, recouverts d'une calotte de taffetas ciré, entretenant une abondante transpiration, coopèrent, d'une manière puissante, à le maintenir dans cette agréable position, en empêchant l'affluence humorale sur l'organe cérébral. On a ajouté un seton à l'anuque, pour y fixer l'afflux et empêcher les funestes effets qu'il pourrait encore produire sur cet organe. Ces deux moyens réunis maintiennent le malade dans un état assez heureux pour se féliciter des bons résultats qu'il en éprouve.

ONZIEME OBSERVATION.

M. *V's*, étudiant en théologie, âgé de 28 ans, d'un tempéramment bilioso-mélancolique, aussi mal traité par la maladie que par la fortune, fut atteint, en 1820, d'une céphalite dont la douleur se communiquait aux deux yeux d'une manière insupportable. Dès cette époque, ses yeux ne virent plus la lumière, ses organes du goût, de l'odorat et gastriques, ne faisaient plus leurs fonctions; les extrémités supérieures et inférieures participaient de ce malheureux état; il était perclus. C'est dans cette misérable situation qu'il réclama les secours de la médecine.

Le premier médecin appelé lui prodigua des soins, pendant près de six mois, sans obtenir le moindre allégement à ses maux. La fièvre, presque continue, qui était venue les compliquer, lui fit désirer les avis d'un autre médecin, lequel après avoir employé les remèdes généraux, eut recours aux sangsues, aux vésicatoires, aux moxas et aux cautères, sans être plus heureux que le premier, excepté que les extrémités devinrent un peu plus mobiles ; mais les affreux maux de tête, des yeux et de l'estomac persistant à être les mêmes, il fallut, après trois mois de douleurs, sans espérance de mieux, abandonner encore ce second médecin, malgré que ses talens distingués fissent croire qu'il avait fait tout ce que la médecine pouvait indiquer.

Ce malheureux malade ne trouvant point de ressources pécuniaires dans sa famille, allait être abandonné à son triste sort, lorsqu'une dame charitable lui proposa de lui faire administrer, comme dernière ressource, les remèdes de LE ROY, et d'en faire les frais : c'était lui offrir la mâne céleste. Il accepta avec reconnaissance ; et M. Cadot fut chargé d'en diriger l'emploi

Les premiers soins de ce nouveau médecin furent d'employer les vomitifs deux jours de suite ; ils présentèrent une apparence de mieux dans les symptômes de cette phlegmasie compliquée d'une manière si extraordinaire, et rendirent les organes du goût et les mouvemens des extrémités un peu plus sensibles ; mais les yeux étaient toujours dans une cécité parfaite, et l'affreux mal de tête n'était pas notablement amélioré.

Le mieux-être obtenu parut cependant suffisant pour insister sur ce nouveau moyen. En conséquence, le traitement fut continué par les purgatifs à doses fortes et rapprochées, avec des temps de repos plus ou moins longs, en raison des indications présentées : il dura près de quatre mois. A cette époque, la tête était parfaitement libre, les yeux n'étaient plus douloureux, et l'odorat, les extrémités et le goût se trouvant dans l'état naturel, on laissa quelques jours de repos à ce malade, afin de mieux apprécier les heureux effets de ce traitement.

Sa santé générale s'étant améliorée au-delà de toute espérance, on dut cependant, pour la consolider, lui faire prendre encore quelques doses des mêmes remèdes ; mais ses yeux, restant toujours inaccessibles à la lumière, on sentit le besoin de supprimer totalement ces remèdes, et de laisser ce malade jouir en paix et sans douleurs des bienfaits de cette dame, et du médecin qui avait dirigé son traitement. Je n'y ai participé que pour me convaincre des effets qu'il pouvait produire. Je vois ce malade tous les jours ; il est exempt de douleurs encéphalites, et possède une assez bonne santé, laquelle a peu varié depuis cette époque. Il se trouve heureux de ce succès, qui corrobore ceux déjà décrits dans ce Recueil, qui le seront sans doute encore davantage par la description d'une maladie à-peu-près pareille, dont a été atteinte une jeune couturière de cette ville.

DOUZIÈME OBSERVATION.

A-peu-près à la même époque, une jeune couturière, de cette ville, âgée de dix-neuf ans, bien constituée, mais ayant quelquefois une aménhorée qui dérangeait sa santé, fut, à la suite d'une suppression subite, atteinte d'une céphalite, tellement aigüe et douloureuse, qu'elle résista à tous les traitemens anti-flogistiques méthodiquement faits pendant deux ans. Ses douleurs étaient si fortes, malgré les sangsues, les saignées générales, les bains, la diète la plus sévère, les vésicatoires et tout le régime anti-flogistique le mieux dirigé par plusieurs médecins successifs, qu'il lui était impossible d'ouvrir les paupières, sans ressentir, dans les deux yeux, des douleurs atroces; il n'était même pas permis de remuer les rideaux de son lit, où elle fut confinée pendant tout ce temps, sans qu'elle éprouvât les mêmes maux : de telle sorte que, pour lui donner les choses nécessaires, on était obligé de passer doucement la main sous ces rideaux, et chercher la sienne pour les lui remettre, et recevoir d'elle les vases dont elle s'était servie.

Cet état désespérant, qui annonçait une inflammation des vaisseaux cérébraux des plus intenses et des plus dangereuses, qui avait résisté, ainsi que je viens de le dire, pendant deux ans, à tous les traitemens méthodiques détaillés ci-dessus, avait absorbé toutes ses facultés pécuniaires. Il ne lui restait d'autres ressources que d'aller à l'hôpital. Enfin la même dame qui avait été si charitable envers le jeune homme qui fait l'objet de l'observation précédente, trouva encore ici l'occasion d'exercer sa bienfaisance. Elle s'empressa de l'offrir à cette malheureuse, qui la reçut comme un ange tutélaire, et l'accepta.

Son nouveau traitement fut commencé; il fut long, opiniâtre et très-actif. Les remèdes de LE ROY en firent la base : on débuta par le vomitif, et on le continua par le purgatif. Elle en prit cinq doses la première semaine, qui produisirent des évacuations considérables, mais peu d'effets sensibles dans l'organe affecté; cependant on pouvait remuer les rideaux de son lit sans que ses douleurs fussent aussi insupportables. Quelques jours de repos furent nécessaires pour mieux apprécier les effets produits, lesquels confirmèrent qu'il y avait un peu de bien résulté de l'emploi de ces remèdes.

Quoique je ne fusse pas le directeur de ce traitement, invité par cette dame, je donnais quelquefois mes avis, desquels il résulta souvent une augmentation de doses tant dans les quantités de chacune d'elle, que dans les qualités, et de telle manière qu'il lui est arrivé d'en prendre jusqu'à douze cuillerées par jour, du 4.e degré, sans que les entrailles en souffrissent d'une manière évidente ; et c'est en se conduisant ainsi de temps à autre, selon l'indication, qu'on est parvenu à rendre à cette infortunée une santé parfaite, dont elle jouit depuis quatre ans, sans la moindre interruption. Mais elle est obligée, pour éviter de nouvelles douleurs, qui ont une tendance à se représenter tous les mois, de se purger avec les les mêmes remèdes, un peu avant l'époque de ses règles, qui coulent assez bien ; et elle peut, sans crainte de se fatiguer la vue, travailler de son état, aussi facilement qu'avant cette cruelle maladie.

Cette cure étonnante n'offre-t-elle pas, aux antagonistes de ces remèdes, des moyens certains d'exciter leur zèle, pour les juger par eux-mêmes, en les employant en circonstances opportunes, et coopérer ainsi à faire triompher les vérités utiles ? (1)

TREIZIÈME OBSERVATION.

La nommée Madelaine, domestique de M. Delamorandière, de cette ville, âgée de 73 ans, en proie, depuis le commencement de 1821, à une émiplégie du côté droit, avec tremblement dans tous les membres, ainsi que dans la machoire inférieure, qui lui empêchait d'articuler les sons les plus simples ; affligée en outre d'une cécité presque complète des deux yeux, et d'un commencement d'idiotisme, eut recours à moi, vers la fin de la même année.

Il était bien difficile de reconnaître la cause de tant d'infirmités, qui duraient depuis plus d'un an, et pour lesquelles cette malade avait consulté plusieurs médecins, qui lui avaient conseillé, comme dernière ressource, de laisser à la nature le soin de l'en débarrasser, son âge et l'état où elle se trouvait n'offrant pas la perspective de succès par un traitement médical.

C'était peu consolant pour elle, qui, quoique très-âgée, désirait encore prolonger sa vie, et la soulager, si la médecine pouvait lui offrir quelques moyens susceptibles d'alléger ses maux !

C'est dans cet état qu'elle me fut présentée. A mon arrivée à son domicile, tant d'infirmités à-la-fois m'inspirèrent des craintes dont je ne pus me défendre au premier aspect. Cependant, après quelques réflexions, croyant apercevoir, dans l'état

---

(1) Ces trois dernières observations présentent des phénomènes bien propres à engager les médecins antagonistes des purgatifs d'être à l'avenir plus circonspects. Elles offrent souvent la preuve des effets attractifs et derivatifs dont j'ai parlé ; et il ne devrait pas en falloir davantage pour eclairer leur bonne foi. Les traits de lumieres qui en jaillissent sont assez penetrans pour dessiller leurs yeux, et obtenir un peu moins de prevention. Mais si, malgré tous ces faits, ils sont encore inaccessibles à la vérité, je vais leur en offrir plusieurs autres, propres à dechirer le bandeau qui les aveugle, et porter la conviction dans l'ame des plus incredules. Mais enfin, si tous réunis ils ne suffisent pas, on sera forcé de leur dire ce qu'ils ont dit à ces malades : *Vous êtes incurables.*

L'observation qui suit est tellement compliquée, que la guérison de la malade est un de ces phénomènes qu'on rencontre rarement dans la médecine.

9

général de cette malade, une disposition pléthorique avec quelques symptômes vermineux, que semblaient m'indiquer des secousses qui, de temps à autre, avaient l'air
convulsives dans les mouvemens des bras, je me décidai à faire usage des remèdes
qui m'avaient si souvent réussi : je la fis vomir aussitôt.

Cet essai, que je ne faisais qu'avec une grande incertitude, produisit un effet merveilleux. Un ténia de vingt mètres de long ou à-peu-près, par morceaux d'un à
deux mètres, plusieurs lombrics, et une quantité de bile de toutes les couleurs furent le résultat des deux premiers jours du traitement.

Déjà la vue parut plus claire et la mâchoire moins involontairement mobile; les
mains ne tremblaient presque plus, et les facultés mentales de la malade, en s'a-
méliorant, semblaient venir à notre secours pour nous assurer que j'avais produit
quelque bien.

Les 3.e et 4.e jours, le traitement fut continué par deux purgatifs; le 5.e fut un
jour de repos, où je permis à la malade de manger quelques alimens légers.

Les 6.e, 7.e et 8.e jours, le traitement fut repris avec les mêmes moyens; et quelques jours de repos, jusqu'au 15.e, mirent la malade dans une si parfaite santé,
qu'elle se livra à ses travaux habituels; elle ne les a pas laissés depuis cette époque, et
ne s'est jamais mieux portée. Il y a cependant bientôt cinq ans. Malgré ce laps de
temps, et malgré le traitement actif que je lui ai fait subir; malgré son grand âge
enfin, elle conserve toujours et la même vigueur, et la même agilité. Cette maladie,
si compliquée, dont les causes étaient si obscures, l'âge avancé de la malade, son
état de misère; tout enfin, dans cette malheureuse femme, était désespérant pour le
médecin, au point que ceux qui l'ont considérée comme incurable, étaient presque
excusables. J'ai plus osé qu'eux : j'avais quelques succès qui m'enhardissaient; et je
me suis décidé à lui prodiguer mes soins; ils ont été fructueux. J'ose espérer que,
réunis à ceux qui précèdent et qui suivent, ils aideront à dessiller les yeux des médecins qui ne veulent pas croire à la bonté des remèdes que j'ai employé.

Les cinq observations qui suivent offrent des caractères phlegmasiques qui ne se
rencontrent pas dans les précédentes. On pourra, néanmoins, se convaincre que les
mêmes moyens, employés avec méthode, ont produit les mêmes résultats sur ces
malades qui n'avaient pu obtenir de soulagement par aucun autre traitement. Toutes
cinq méritent une attention particulière de la part des hommes de l'art.

QUATORZIÈME OBSERVATION.

M.me Ad., de cette ville, âgée de 50 ans, fut atteinte, à-peu-près à la même
époque, d'une dyssenterie (entérocolite). Elle était traitée pour cette maladie depuis
15 à 16 jours par les délayans gommeux, sans éprouver aucun allégement aux douleurs atroces d'entrailles aux ténesmes et aux nombreuses déjections sanguinolantes
qui la contraignaient d'être continuellement sur la chaise. Lassée de ces soins inu-

tiles, ne pouvant plus supporter un état si alarmant, elle me fit prier de lui donner mes avis. Rendu auprès d'elle, je lui trouvai une fièvre ardente, une soif inextinguible, la langue râpeuse et un peu excoriée, avec rougeur sur ses bords, se plaiguant des douleurs d'entrailles et des fatigues extrêmes que lui causaient les fréquentes déjections sanguinolantes qui exigeaient qu'elle fut presque toujours hors de son lit.

Ce malheureux état, qui allait toujours en empirant depuis son invasion, *malgré les soins de son médecin*, me fit présumer que des matières âcres, irritentes avec une tendance à la putréfaction, tourmentaient l'estomac et les intestins, *le colo:* *surtout.* Je prescrivis en conséquence, sur-le-champ, un vomitif; et je satisfis la malade en préférant celui de LE ROY : j'y joignis les délayans acidulés.

L'effet répondit à mon attente. Je le réitérai le lendemain, et j'eus la satisfaction de voir disparaître les douleurs de ténesmes et les déjections sanguinolantes ; et, trois autres jours d'un traitement aussi actif, par les purgatifs, suffirent pour rappeler la malade à une santé parfaite, qu'elle conserve depuis cette époque, laquelle a été consolidée par un régime approprié et quelques doses de sirop diacode.

Cette observation coïncide avec les précédentes, pour prouver combien sont erronées les prédictions des antagonistes des purgatifs, dans la cure de cette maladie; elle corrobore les succès sans nombre obtenus, dans de pareils cas, par plusieurs médecins célèbres ; elle prouve, en outre, que cette méthode est très-rationnelle, puisque, par son moyen, on emporte la cause locale qui donne lieu à la maladie, et qu'on imite en cela la médecine opératoire, qui, pour guérir une inflammation causée par un corps étranger, emporte ce corps étranger, soit en faisant des incisions à la partie qui la contient, soit en en faisant l'extraction d'une toute autre manière : ce qui est indispensable pour guérir promptemement et sûrement.

Cette méthode de traiter les dyssenteries par les évacuans n'est pas nouvelle. Pringle, Lind, Cullen, et beaucoup d'autres médecins distingués, l'ont, depuis long-temps, préconisée et employée avec infiniment de succès; et j'y étais spécialement enclin, après les soins inutiles prodigués à cette malade depuis quinze jours ; par les succès étonnans obtenus, en 1787, à bord de la corvette du Roi, *le Tourtereau,* dans l'isle de Tabago, en hivernage au petit Courland, sur 257 hommes qui composaient son équipage, et qui tous furent atteints d'une dyssenterie putride. *Guéris tous, moins un,* avec l'ipécacuanha en infusion, donné trois jours de suite, par première, deuxième et troisième infusions du même ipéca, aidées de tisanne de riz, de pain, de quelques calmans, et d'un régime approprié. J'étais deuxième chirurgien à bord de cette corvette; je pus suivre facilement, avec le plus grand intérêt, les heureux effets de ce mode de traitement, qui a conservé tout un équipage à son Roi et à sa patrie.

Avec les sangsues et les délayans, les médecins Sangradau eussent peut-être produits quelques-uns de ces résultats. Mais combien de temps employé pour y parvenir; combien de temps, après une guérison péniblement obtenue, eût duré la convalescence, et combien de malades auraient succombé après l'évacuation **excessive** des principes de la vie, intempestivement opérée, si, avec ce flux extrême, il **se** fût trouvé, pour compliquer cette maladie, une disposition putride et adinamique., encore plus prononcée que celle qui existait chez cette malade, comme cela arrive très-souvent dans les épidémies, dans celles surtout qui règnent fréquemment dans les armées et dans les hôpitaux, et communément à la suite des variations subites de chaud et d'humide, de froid et de chaud. Il devient donc indispensable, tout en atténuant l'acrimonie des humeurs qui abondent et qui séjournent dans les intestins, où elles augmentent leurs défectuosités, de les évacuer, pour éviter les maux qui peuvent résulter de leurs stagnations dans ces organes. N'est-il pas reconnu, en pathologie, que c'est l'afflux des humeurs sur une partie qui crée et qui entretient une irritation, et par suite une phlegmasie? Et n'est-ce pas en la faisant disparaître, soit par les évacuans intestinaux, soit de toute autre manière, qu'on parvient à entraîner toutes les causes qui y donnent lieu? Les délayans, en atténuant toutes ces causes, font-ils autre chose que de les délayer dans une masse de liquides, de diminuer leurs effets déstructeurs, sans empêcher le levain délétère d'être toujours disposé à produire ses funestes effets, quand les vaisseaux absorbans ont pompé tout le liquide introduit dans le tube intestinal, pour laisser de nouveau exposé à l'influence de ces humeurs détériorées, les tuniques muqueuses des intestins, sur lesquelles ils renouvellent leurs dangereux produits? Les prodigieux résultats obtenus à Tabago en 1787, et les conseils de Pringle, de Lind et Cullen, ne se trouvent-ils pas confirmés par ces faits, qu'il est impossible de révoquer en doute? Il faut donc convenir qu'il est beaucoup de phlegmasies où ce mode de traitement est très-utile, et que le succès obtenu sur cette malade offre la preuve qu'elle s'est trouvée dans cette catégorie.

L'observation qui suit va nous prouver que l'usage des sangsues et de tout le régime anti-flogistique, méthodiquement employé, est souvent insuffisant pour la cure de certaines phlegmasies, où elles sont cependant très-indiquées.

QUINZIEME OBSERVATION.

Le sieur *M.*, caporal des vétérans, en garnison dans cette ville, ayant eu un froid extrême aux pieds et à la poitrine, au mois d'octobre de 1824, ressentit, peu de temps après, une douleur au côté droit, avec oppression, crachement de sang, toux opiniâtre et douloureuse, compliqués d'une fièvre presque continue, avec de légers redoublemens le soir. Requis par le malade, le troisième jour de l'invasion de cette pneumonie, je crus que les symptômes qui se présentaient pouvaient être facilement calmés par l'application, sur le côté douloureux, d'un bon nombre de sangsues, aidées par la diète la plus sévère et l'usage des délayans. Je lui en fis appliquer, en conséquence, vingt sur le côté malade, que je fis remplacer, après leur chûte, par un large cataplasme émolient.

L'un et l'autre remèdes ayant produit un peu de soulagement, furent répétés le lendemain, auxquels on ajouta un lavement; le calme qui survint me fit bien augurer des suites de ce traitement : mais les accidens, renouvelés avec intensité, me contraignirent de recourir aux mêmes moyens, auxquels j'ajoutai, le soir, un vésicatoire, fort peu éloigné des piqûres des sangsues. Le calme revint de nouveau, et la fièvre, disparue, me donna l'espérance d'une convalescence prochaine; malgré qu'une légère dispenée et une certaine gêne dans la cavité thoracique in- diquassent que la phlegmasie n'était pas totalement détruite. Mais, attribuant ces symptômes à une ancienne pneumonie de la même partie, qui était restée chronique depuis long-temps, sans accidens, je présumai qu'avec quelques précautions, dans le régime surtout, la nature se débarrassait; et je laissai le malade livré à lui-même pendant deux jours.

Au bout de ce temps, l'oppression se manifesta de nouveau; la bouche devint mauvaise, un peu stercoreuse, et même présenta le besoin d'une évacuation gas- trique, qui, d'ailleurs, était désirée par le malade. En conséquence, je le fis vomir sur-le-champ, avec le vomitif de Le Roy, lequel produisit des évacuations abon- dantes de biles de diverses couleurs, et de glaires de mauvaise qualité. Dès cet instant, la respiration devint plus libre, et les autres symptômes disparurent, par l'effet d'un purgatif du même auteur, le lendemain, et qui fit, avec quelques jours de précaution, rétablir sa santé; elle se maintient bonne depuis ce temps, quoiqu'il lui reste une petite gêne dans les mouvemens de la poitrine, dont il di- minue les effets par de légers purgatifs de temps à autre.

Deux mois après ce traitement, ce malade a rechûté et a été mis à l'hôpital, où il est resté près de deux mois. Il en est sorti avec la difficulté de respirer, qui s'était maintenue après sa première guérison; et depuis cette époque, elle augmente de temps en temps : mais il la calme par les purgatifs dont il fait usage en cir- constances opportunes; et avec cette simple précaution, il possède une assez bonne santé, qui lui permet de remplir parfaitement ses devoirs.

Les trois observations qui suivent vont encore confirmer la bonté de cette méthode, dans des cas à-peu-près pareils.

SEIZIÉME OBSERVATION.

En 1820, M.lle D., âgée de vingt-huit mois, fut atteinte du croup. Les accidens étaient si graves, que ses parens craignaient de la voir suffoquée à chaque instant. Lorsque j'arrivai auprès d'elle, il y avait déjà douze heures que l'attaque était com- mencée; sa voix rauque, sa toux ressemblant à celle d'un coq enrhumé, et la suffo- cation dont elle était menacée, me firent bientôt connaître la gravité de cette maladie.

Le besoin de quelques remèdes qui pussent en arrêter le cours, était pressant. Fille unique, d'une très-faible complexion; adorée de ses parens qui craignaient, avec assez de raison, une terminaison funeste, tout cet ensemble de causes et d'effets me détermina à employer, sur-le-champ, un vomitif. Celui de Le Roy fut préféré par son petit volume et par sa vertu prompte et active; et je restai auprès de la malade pour juger ses effets, qui ne tardèrent pas à se manifester.

Cet enfant vomit plusieurs fois un peu de bile, quelques glaires et une substance muqueuse un peu épaisse, qui me parut être le cercle inflammatoire qui se forme ordinairement dans la trachée, lorsque ces maladies sont portées à un certain degré.

Je conçus, dès-lors, un peu d'espérance. La suffocation paraissant diminuée, me confirma dans cette idée; et trois heures ne s'étaient pas écoulées, que cet enfant pouvait respirer assez librement, sans qu'elle présentât la voix étrange que j'avais remarqué quand je me rendis près d'elle.

Le reste du jour se passa bien; elle prit de légers alimens : et le lendemain je lui donnai une petite dose du purgatif, qui opéra à merveille. Sa santé, bien rétablie le troisième jour, lui permit de reprendre ses amusemens ordinaires; et, depuis cette époque, elle jouit de la meilleure santé. Cette phlegmasie, souvent mortelle, n'a pu résister à ces moyens, promptement évacuans et révulsifs : ils l'ont fait avorter dans vingt-quatre heures en sauvant la malade. Je doute que le système physiologique eût produit de meilleurs et de plus prompts résultats. (1)

DIX-SEPTIÈME OBSERVATION.

Le nommé *Urtaud*, de la commune de Saint-Maurice, près cette ville, fut atteint, en 1821, d'une péripneumonie dont les principaux symptômes étaient une douleur affreuse au côté droit de la poitrine, une oppression suffocante, une toux opiniâtre et très-pénible, avec crachement de sang à pleine bouche, douleur de tête et fièvre continue, compliquée d'une anxiété si grande, qu'il lui était impossible de se tenir tranquille dans une position quelconque. Enfin sa langue, un peu muqueuse et rouge sur les bords, était tourmentée d'un besoin continuel de boire quelques liquides frais.

Sa famille, alarmée d'un état si dangereux, me fit prier de lui donner mes soins. Je n'eus pas de peine à en reconnaître la gravité. Je mis sur-le-champ ce malade à la diète la plus sévère et à l'usage des délayans gommeux, légèrement acidulés,

(1) Pendant l'impression de ce Mémoire, deux autres petits malades, dans la rue du Minage, se sont présentés avec les mêmes symptômes, sur lesquels j'ai obtenu les mêmes résultats, avec les mêmes moyens. L'un d'eux a pris cinq fois le vomitif dans vingt heures; et ce n'est qu'à la dernière prise que les accidens ont cessé de menacer sa vie, après avoir rendu le cercle inflammatoire qui causait tous les dangers.

et lui prescrivis pour le lendemain, troisième jour de l'invasion, un vomitif, qui me parut préférable aux sangsues locales, en raison d'une odeur noséabonde qu'il faisait ressentir en respirant : et je préférai celui de LE ROY.

Ses effets remplirent mon attente : il vomît abondamment de la bile et des glaires ; sa toux, le crachement de sang et la douleur du thorax en furent un peu diminués. La fièvre persistant avec autant d'intensité, je renouvelai, le lendemain, le même moyen, qui fit disparaître le mal de tête, la fièvre et le crachement de sang, ainsi qu'une très-grande partie de la douleur de côté.

Cette marche, quoique en opposition avec le système des médecins physiologistes, suivie d'un heureux résultat, m'encouragea à prescrire au malade, pour le troisième jour, un purgatif, qui fut répété les deux jours suivans, avec un tel succès, que le sixième de son traitement, tous les symptômes avaient disparu ; et le septième jour, ce malade put se livrer à ses occupations ordinaires avec une santé parfaite, qu'il conserve depuis ce moment.

Toute la commune de Saint-Maurice, étonnée d'une si prompte guérison, pourrait le témoigner en cas de besoin, et surtout M. Faure, négociant, à la Rochelle, qui demeurait alors dans la même maison.

Cette observation offre un de ces cas où les sangsues pouvaient être employées avec espérance de réussite, ainsi que tout le régime anti-phlogistique : mais j'avais l'expérience pour guide ; et l'on peut juger, par le bien qu'en a éprouvé ce malade, si j'ai eu raison de préférer une toute autre méthode.

Avec elle, j'ai encore fait avorter une phlegmasie presque mortelle, et j'en ai détruit tous les élémens dans six jours. Les sangsues, appliquées avec profusion, auraient peut-être produit le même effet ; mais une convalescence longue et pénible eût suivi ce traitement, qui emporte une très-grande partie des principes de la vie. J'ai évité l'un et l'autre ; et je crois que c'est en remplissant les intentions de la nature, que j'ai obtenu un si prompt et si heureux résultat.

L'observation qui suit en offrirait une nouvelle preuve, si cela était utile.

DIX-HUITIÈME OBSERVATION.

En 1822, au mois d'octobre, M. F., de cette ville, âgé de 45 ans, d'un tempéramment sanguin, mais d'une texture un peu molle, avec disposition aux engorgemens muqueux, fut atteint d'un catharre trachéal. Les symptômes de cette maladie résistaient opiniâtrément, depuis quinze jours, à l'application des sangsues, à la diète et aux antiflogistiques, administrés méthodiquement par un médecin distingué de cette ville. Lassé de ces soins inutiles, ce malade me fit demander mes avis, me priant de le voir le plus discrètement possible, ne voulant pas déplaire à son docteur habituel. Il avait douleurs de tête, embarras dans le nez et à la gorge ; il toussait assez fréquemment et d'une manière fatiguante pour la poitrine, qui lui semblait être serrée dans un étau ; la bouche était légèrement amère et saburée, la fièvre presque continue, l'appétit nul ; ses crachats étaient difficiles, et sa respiration laissait échapper une odeur qui indiquait une pléthore humorale dans les premières voies.

Ce malade désirait que j'employasse les remèdes de LE ROY ; je le satisfis avec plaisir, les regardant très-utiles pour l'état où il se trouvait, et après le traitement qu'il venait de faire infructueusement. En conséquence, je le fis vomir sur-le-champ. Le remède produisit tout ce que nous pouvions désirer ; évacuations abondantes de bile, de glaires et de mucus, et diminutions dans la gravité des symptômes. Le lendemain, je lui passai une dose du purgatif, troisième degré, qui nous offrit des résultats qui firent naître l'espérance d'une prompte guérison. Le troisième jour, repos. A cette époque, presque tous les symptômes du catharre avaient disparu ; l'appétit était revenu ; et le quatrième jour, une seconde dose du même purgatif acheva la guérison de ce malade, qui jouit, depuis cette époque, d'une santé parfaite. Comme j'ai pris beaucoup de précautions pour que son médecin n'en eût point connaissance, il est présumable que ce dernier attribue ce succès aux soins qu'il a eus de ce malade : je le laisse dans cette erreur ; et le malade et moi, nous nous félicitons de ce petit succès.

Cette précaution est le résultat du refus que font les médecins qui n'adoptent pas ce mode de traitement, de donner leurs conseils aux malades qui en ont fait usage.

Cette conduite de leur part prouve qu'ils ne sentent pas le bonheur qu'il y a à soulager les malheureux, et surtout ceux qui ont employé inutilement la méthode des purgatifs. En guérissant ces malades, ils rempliraient cependant le vœu de la nature ; ils prouveraient la supériorité de leurs moyens ; ils cimenteraient leur réputation d'une manière indélébile, et auraient le plaisir de se dire : J'ai conservé la vie aux victimes d'un traitement incendiaire ; j'ai rendu un père à ses enfans, un citoyen à son Roi et à sa patrie. Mais, en se refusant inhumainement cette jouissance, ils montrent leur insuffisance et leur peu de zèle à remplirles premiers devoirs de leur profession. Heureusement, pour l'humanité, ils n'ont pas souvent l'occasion de remédier aux maux occasionnés par cette méthode ! et le bien qu'en éprouvent presque tous les malades, les dispense de réclamer leurs avis. Pour rétablir leur santé, *nos incurables ne s'adressent point à eux pour améliorer leur sort ; il n'en est pas ainsi des leurs.* Ce Recueil en fournit souvent la preuve. (1)

_____

(1) L'observation qui suit ajoute une nouvelle force à ces réflexions.

DIX-NEUVIÈME OBSERVATION.

En 1821, M. *A.*, de cette ville, âgé de 50 ans, d'un tempéramment bilieux, lassé de souffrir, depuis près de dix ans, de douleurs de coliques qui s'étendaient transversalement de droite à gauche dans la région hypo-gastrique, formant une barre de deux pouces de large à-peu-près, et suivant la direction de l'intestin colon, traité par plusieurs médecins qui avaient employé bains, délayans, sangsues, diètes, et quelques laxatifs, sans rien produire d'utile, s'adressa à l'un de ses amis, pour qu'il pût lui indiquer un moyen de calmer ses douleurs, qui commençaient à lui devenir insupportables. C'était à-peu-près à l'instant où les remèdes attribués au chirurgien LE ROY venaient de paraître avec une réputation étonnante. Tout le monde en parlait avec engoûment (les médecins exceptés), qui ne pouvaient penser que ces remèdes méritassent cette extraordinaire réputation. Ils furent proposés au malade par cet ami, qui lui assura qu'ils le guériraient. Comment ne pas les accepter! Trois ou quatre médecins avaient donné inutilement leurs conseils pendant un très-grand nombre d'années, et avaient désespéré de guérir ce malheureux ; beaucoup d'autres, consultés, avaient tenu le même langage. Il se décida donc à faire ce traitement, et commença par le vomi-purgatif, qui produisit, par le haut et par le bas, les effets qu'on devait en attendre. Le lendemain, un purgatif fut administré ; il produisit seize selles de matières recuites, bilieuses et glaireuses : ces dernières surtout étaient si considérables, et tellement conformées, qu'elles ressemblaient beaucoup à des boyaux desséchés, ou au ver ténia. Dès ce jour, les douleurs commencèrent à diminuer. Le malade n'étant pas fatigué et conservant l'espérance d'un succès complet, se décida à en prendre une autre dose le lendemain, qui produisit le même effet que la première, et emporta la presque totalité de la douleur. Les tumeurs qui s'étaient faites sentir dans la direction du colon, étaient presque entièrement disparues. Une troisième dose fut reconnue utile pour le lendemain. Elle fut prise avec le même succès. Dès cet instant, il ne restait plus au malade ni douleurs ni tumeurs ; et il lui fut accordé deux jours de repos, avec permission de prendre quelques alimens un peu plus nourrissans que les premiers jours. Ce traitement, continué en alternant le repos et les évacuations pendant trois semaines, acheva une guérison qui avait résisté à dix ans de peines et de soins. Depuis cette époque, la santé de ce malade s'est toujours maintenue bonne, sans avoir le plus léger indice de renouvellement de cette longue et ennuyeuse maladie.

Cette cure fait présumer que le colon seul était attaqué dans cette maladie, et que la cause en était due à ces matières recuites, bilieuses et glaireuses, qui étaient contenues dans ses loges, lesquelles avaient résisté, par leur ténacité, à tous les délayans et les légers laxatifs qui lui avaient été administrés. Elle prouve, ou plu-

11

tôt elle corrobore ce que j'ai dit de ces préparations, relativement au doux stimulus qu'elles exercent, et à leurs manières d'agir sur l'estomac et les intestins, en offrant une nouvelle preuve de leur bonté et de l'erreur de ceux qui les regardent comme des drastiques violens, dangereux et meurtriers.

Depuis cette époque, ce malade a joui d'une bonne santé jusqu'au commencement de 1826, que des revers de fortune et des fatigues extrêmes firent renaître les mêmes accidens. Maîtrisé par ces malheureux événemens, il consentit qu'un médecin, qui n'est pas partisan de cette méthode, lui prodiguât des soins. Ses douleurs étaient les mêmes qu'à la première attaque, et, de plus, compliquées de malaise dans tous les membres, et d'un hyctère presque général.

Cette nouvelle atteinte fut caractérisée comme la première, de gastro-hépato-antérite, et en conséquence traitée par ce docteur au moyen des sangsues, des antiflogistiques et de tout le régime débilitant, *les purgatifs exceptés, et cela pendant soixante-dix jours*, sans éprouver le moindre résultat utile. Les forces du malade affaiblies, et sa maigreur extrême lui donnant l'air d'un squelette ambulant, il se voyait de plus en plus approcher du tombeau. Père de cinq enfans, sans fortune, il était indispensable pour eux ; leur existence dépendait de sa vie, et son cruel état était un sujet d'alarmes continuelles.

Allant de mal en pis, et se voyant victime d'une erreur funeste, l'idée d'essayer de nouveau les purgatifs de LE ROY se présenta comme le seul moyen de lui conserver les restes de sa vie et de rétablir sa santé, si précieuse à sa nombreuse famille. Mais il fallait y avoir recours sans que son médecin en eût connaissance. C'était bien difficile. Surveillé continuellement par sa famille et ce médecin, l'exécution d'un tel projet pouvait être entravée d'un moment à l'autre. *Mais on ose tout pour se conserver la vie ;* et ses mesures furent si bien prises, qu'il commença son traitement par le purgatif, sans que personne en fut instruit. Son docteur, bien éloigné de penser à une telle infraction de ses ordonnances, voyant un peu de mieux le lendemain de ce purgatif, se félicita de ce succès, et encouragea le malade à suivre ponctuellement ses prescriptions, comme seuls moyens de le rappeler à la vie.

Etrange erreur ! que de souffrances inutiles tu as causé, pendant soixante-dix jours, à ce malheureux ! Que d'inquiétudes pour sa vie ne lui as-tu pas fait naître, et surtout pour que sa conduite ne fut pas dévoilée ! que de sollicitudes, que de stratagèmes mis en usage ! Cependant il fallait achever ce qu'il avait si heureusement commencé ; il fallait toujours y mettre la même discrétion, et employer les mêmes précautions. Par bonheur pour lui, le mieux obtenu rendait les visites du docteur moins fréquentes ; et les nuits, employées à l'usage de ces remèdes, offraient la presque certitude de n'être pas découvert, et de se réjouir, en secret, de son prompt rétablissement. Enfin, dix jours de ce nouveau traitement ne s'étaient pas écoulés, qu'une santé parfaite en fut le résultat. Ce docteur, content de cette vicfaire, que son malade avait remportée pour lui, et sans qu'il s'en aperçut aucunement, indiqua quelques jours de précautions et un bon régime, pour achever de consolider sa santé. Son embonpoint est aujourd'hui si manifeste, qu'il n'a jamais été mieux portant de sa vie.

Ce détail, basé sur des faits qu'on peut vérifier tous les jours, dispense de toutes les réflexions que font naître les aveugles partisans du système physiologique. Un jour viendra, sans doute, pour le bien de la Société, qu'ils ne seront plus sourds à la voix de l'humanité souffrante, qui leur réclame sans cesse moins de préventions et plus de rectitude dans l'application des moyens que l'art indique pour le traitement des malades qui leur sont confiés, et que *les soixante-dix jours d'insuccès, dans une maladie qui, mieux dirigée, aurait disparu dans une semaine, leur feront faire de sérieuses réflexions* (1)

VINGTIÈME OBSERVATION.

M.me *C i*, de cette ville, femme d'un ancien officier, était, en 1825, atteinte d'une humeur dartreuse qui avait résisté à plusieurs traitemens appropriés. Elle réclama mes secours vers la fin de la même année. Je lui ordonnai le vomi-purgatif à dose convenable ; il opéra bien et produisit une abondance de bile qui me fit bien augurer du succès de ce traitement ; je lui prescrivis, pour le lendemain, trois cuillerées du purgatif N.º 1. Son mari, chargé de les lui présenter, se trompa ; il prit trois cuillerées du vomi-purgatif au lieu du purgatif ; ce qui était une dose extrême pour cette dame. Sans se douter de l'erreur commise, elle avala ce funeste breuvage. Peu de tems après, elle ressentit des douleurs gastriques et des suffocations qui la menaçaient d'un étouffement prochain. Alarmé de ce cruel état, M. C. chercha à en deviner la cause ; il la trouva aussitôt dans l'erreur qui y avait donné lieu. Ne sachant que faire, il vint me prévenir des maux qu'éprouvait son épouse, et m'avoua, avec inquiétude, qu'une erreur en était cause Je le tranquillisai, et me rendis incontinent chez lui. Je trouvai sa dame dans des angoisses épouvantables, menacée de convulsions et de suffocations susceptibles d'effrayer un médecin qui n'aurait pas connu l'effet de ce remède. Mon premier soin fut de rassurer l'un et l'autre, et de faire faire du thé. Aussitôt, j'en fis prendre quelques cuillerées à la malade, qui la firent copieusement vomir. Mais craignant les effets de l'excès d'exci-

---

(a) On trouvera, dans la description des observations qui suivent, la preuve que ces remèdes, intempestivement appliqués, et à plus fortes doses que ne le comporte la constitution des malades, peuvent être arrêtés dans leurs effets, quand un médecin qui connait leur manière d'agir est appelé pour remédier aux maux qui en sont résultés.

tement que cette erreur pouvait produire, après quelques vomissemens, je lui fis prendre deux petits bouillons gras, et, avec eux, je parvins, sans la moindre difficulté, à faire disparaître toute cette série d'accidens qui menaçaient sa vie. Et deux heures s'étaient à peine écoulées, qu'il ne lui restait pas le plus léger signe des funestes effets qu'ils devaient produire. Un sommeil, précurseur du calme le plus parfait, vint cimenter le mieux-être de la malade ; et le reste du jour se passa comme si une erreur aussi pernicieuse ne fut point arrivée. Depuis cette époque, cette dame possède une bonne santé, excepté que son humeur dartreuse n'est pas totalement guérie : elle est seulement moins importune ; et cette amélioration et la crainte de nouveaux accidens, l'engagent à se contenter de l'état où elle se trouve, malgré qu'elle ne soit pas guérie.

Un médecin qui n'aurait pas connu la cause de ce fâcheux état, n'eût pas manqué d'employer les anti-spasmodiques et les calmans, pour arrêter les dispositions convulsives de l'estomac, plutôt que de favoriser la sortie d'un hôte si importun ; et, par ce moyen, dans tout autre cas très-utile, il eût plongé cette malade dans le tombeau.

Ce funeste résultat est déjà arrivé dans cette ville, sur un malade se traitant seul, et qui avait pris une triple dose du vomi-purgatif, sans vomir la plus légère gorgée. Des douleurs atroces à l'estomac et dans les intestins, et une disposition convulsive firent croire au jeune médecin appelé, que ces accidens étaient ceux d'une gastrite épouvantable. Il le dit au malade, en lui annonçant que tous ces intestins étaient brûlés ainsi que l'estomac ; et, pour y remédier, il lui administra l'opium à fortes doses, qui engourdit toutes les facultés de l'estomac, en maintenant dans sa cavité, et le remède pris avec excès, et les liquides qu'il y avait attiré en abondance : *et le malade expira.*

Cette perte d'un père de famille, qui avait commis une imprudence, fut déversée sur le remède, malgré qu'il soit bien certain qu'elle n'est causée que par l'ignorance du malade et l'imprévoyance du médecin. Cette observation et celle qui suit en offrent la preuve la plus complète.

VINGT-UNIÉME OBSERVATION.

M.me *D*, âgée de 55 ans, en 1822, était, depuis trois ans, atteinte d'une fièvre quarte qui avait résisté à tous les remèdes de l'art, méthodiquement administrés. Elle avait en outre, par les conseils de son médecin, changé plusieurs fois de climat, avec aussi peu de succès. Son caractère, aigri par toutes ces peines et tous ces soins infructueux, était devenu irrascible, les jours de paroxismes surtout, et à leur approche, elle avait des impatiences que la moindre contrariété exaspérait, au point de lui donner des convulsions, qui ressemblaient un peu à des attaques d'épilepsie. Désolée d'un pareil état, ne trouvant point de soulagement ni dans les conseils des médecins, ni dans les voyages entrepris pour aider la nature et se débarrasser d'une si longue et si tourmentante maladie, elle se décida, dût-elle en mourir, à faire usage des remèdes de Le Roy. Le premier jour, ils produisirent peu d'effet. C'était le purgatif. Je fus alors appelé : j'ordonnai un jour de repos, et le vomi-purgatif pour le lendemain, qui produisit de nombreux vomissemens d'une matière bilieuse de couleurs diverses, et quelques selles. Le lendemain était le jour de l'accès, j'en profitai pour lui passer une dose du purgatif, qui fut prise dans la nuit. Ses effets furent extrêmes La dose, peu proportionnée au degré d'irritabilité de la malade, produisit une affluence étonnante de matières excrémentitielles, glaireuses, recuites et huileuses, qui me fit craindre, pendant quelques instans, de funestes effets de cette superpurgation. Instruit à temps, j'en arrêtai le cours avec de petits bouillons gras et quelques cuillerées de thé. Cependant cette malade était assez fatiguée pour me faire repentir de n'avoir pas su mieux apprécier la sensibilité de ses organes. Le reste du jour, malgré cet excès, se passa assez tranquillement, et la fièvre à peine fut-elle apparente.

Je conseillai un repos de deux jours, que j'employai à donner quelques calmans légers et de bons bouillons; l'un et l'autre suffirent pour faire disparaître mes craintes et les fatigues de la malade, à qui l'espérance était revenue par la disparition du paroxisme, sur lequel elle comptait. Le troisième jour, une nouvelle dose du purgatif, moins forte, lui fut administrée : elle opéra bien, sans lassitudes, fit rendre des glaires et des matières recuites, beaucoup de liquide huileux, de la couleur de l'huile de thérébentine. La fièvre attendue ce jour ne parut en aucune manière; et la malade, au comble de la joie, se félicite encore aujourd'hui de cet heureux succès, qui l'a délivrée d'une maladie qui lui avait fait désirer plusieurs fois de cesser de vivre. Depuis cette époque, elle n'a eu ni fièvre ni convulsions, ni aucune autre espèce d'infirmité. Elle fait, comme auparavant, le bonheur de sa nombreuse famille.

Les observations que je vais successivement décrire présenteront des effets dépuratifs qui sont bien propres à détromper les médecins qui pensent que les humeurs ne peuvent jamais être causes des maladies qui affligent l'humanité.

VINGT-DEUXIÉME OBSERVATION.

M.me F.l, âgée de 3o ans, bien constituée, fut atteinte, dans le mois de novembre 1825, d'une maladie psorique, assez rebelle aux remèdes ordinaires. Cependant elle céda aux frictions sulphureuses, administrées long-temps avec méthode. L'éruption disparue, la malade fut quelques mois sans ressentir la moindre apparence des restes de cette maladie. Ses règles se supprimèrent seulement, et produisirent une douleur de tête avec crispation dans tout le pourtour de la gorge, qui ressemblait beaucoup à la pression des doigts, fortement exercée, les ongles entrant dans la chair, comme

12

si l'on eût voulu l'égorger. Cet état de douleur, assez alarmant, durait depuis un mois, lorsque cette malade réclama les secours de son médecin.

La suppression des menstrues lui parut être la cause de tous ces symptômes. Il ordonna quelques bains de pieds, des sangsues à la vulve, quelques lavemens, quelques délayans et un régime approprié : un mois se passa avec ses précautions, sans obtenir le moindre soulagement. On crut alors que cette femme pouvait être grosse, et que cette cause produisait tout ce qu'elle éprouvait. Deux autres mois s'écoulèrent en expectant et ne découvrant rien qui pût fortifier cette idée. Mais, voulant agir avec prudence, on la livra aux seuls soins de la nature. Cette faible ressource laissa accroître les douleurs et les dangers, et força la malade à rester continuellement dans son lit, sans appétit, répandant une odeur cadavéreuse, sans sommeil, ayant un teint olivâtre, la bouche assez mauvaise pour se faire ressentir d'une manière désagréable. La langue était saburée, et une fièvre, presque continue, ajoutait à tous ces symptômes des dangers plus grands encore.

C'est dans cet état que la malade réclama mes secours. Arrivé dans sa chambre, mon odorat fut frappé désagréablement de l'odeur dont je viens de parler. Je fis sur-le-champ ouvrir les fenêtres et répandre du vinaigre pour masquer cette odeur. J'explorai les parties, après quelques questions, afin de m'assurer si l'organe utérin était dans un état de vacuité. Son peu de volume ne me permit pas de m'assurer de l'état au vrai où il se trouvait, ayant négligé l'exploration intérieure ; mais, bien persuadé que je ne nuirais pas à l'état contraire, je fis vomir la malade avec d'extrêmes précautions, et je choisis, de préférence, le vomitif de LE ROY, parce qu'il m'était possible d'en paralyser les effets, à l'instant où ils me paraîtraient faire courir quelques risques à la malade, relativement à son état de grossesse présumée. Ce remède opéra bien ; la malade vomit copieusement de la bile rembrunie, d'une odeur rebutante, et des déjections alvines, qui infectaient. Le soir, je lui fis donner un lavement simple avec un peu de vinaigre, et des délayans acidulés pour boisson, et diète sévère. Le soir, son état ayant éprouvé peu de variation, je lui prescrivis pour le lendemain un purgatif, qui produisit de nombreuses selles, aussi défectueuses que celles de la veille, lesquelles soulagèrent un peu, et la crispation, et la douleur de tête. Encouragé par ce petit succès, un second purgatif lui fut administré de suite, avec lequel on obtint les mêmes résultats, et une amélioration plus sensible dans tous les symptômes. Dès le lendemain, la malade put se lever, et prendre avec plaisir quelques alimens légers.

Deux jours de repos me parurent utiles pour connaître les effets produits, et apprécier les résultats des moyens que j'avais employé : ils étaient satisfaisans. La tête et la gorge souffraient beaucoup moins ; l'appétit revenait, et l'odeur mauvaise disparaissait de son appartement. Je n'en renouvelai pas moins, deux autres jours de suite, les mêmes moyens, pour achever la guérison de cette maladie, qui avait résisté, près de trois mois, aux autres moyens thérapeutiques.

Ses règles n'étant pas reparues, malgré que sa santé fut parfaite, j'ai dû m'assurer si elle était grosse réellement : et j'en acquis la conviction.

Quelques boutons psoriques s'étant manifestés, je les ai fait disparaître promptement, avec les moyens ordinaires.

Cette observation prouve que les répercussions humorales, après avoir été détériorées par une cause quelconque, sont souvent plus dangereuses que ne se l'imaginent les partisans du système physiologique; et que c'est satisfaire les besoins de la nature, que de les évacuer en les épurant, tout en employant les moyens nécessaires pour les rappeler au lieu d'où elles se sont répercutées, quand, par leur répercussion, elles ont produit des accidens qui tendent à anéantir les fonctions indispensables à la vie.

Mille exemples l'attestent : et notre ville pourrait en fournir quelques-uns.

L'observation qui suit est une herpétique rebelle qui a résisté, pendant deux ans, aux remèdes ordinaires, et qui a été guérie radicalement, dans vingt-deux jours, par les purgatifs attribués à Le Roy.

VINGT-TROISIÈME OBSERVATION.

M. B.d, fils aîné, de cette ville, âgé de 28 ans, fut atteint, en 1822, d'une dartre vive qui lui parcourut tout le côté droit de la figure, en la sillonnant depuis l'angle externe de l'œil jusqu'à la commissure des lèvres, du même côté, laissant partout des marques de son acrimonie, et surtout à l'aile du nez qu'elle menaçait de ronger et d'y causer une difformité indélébile.

Divers traitemens lui avaient été faits par son médecin, pendant deux ans, sans le moindre succès. Malgré qu'ils fussent très-méthodiques, et désespérant d'arrêter les ravages que causait cette maladie, il suivit les conseils d'un de ses amis, en se décidant à faire usage de la méthode et des remèdes de Le Roy. Cet ami, l'aidant de ses avis, il en prit d'abord quelques doses, qui firent pâlir les traces qu'elle avait laissée. Encouragé par ce petit succès, d'où naquit l'espérance d'une guérison parfaite, il continua son traitement par des doses plus rapprochées; et, dans vingt-deux jours de ce traitement, auquel il ajouta quelques délayans et un régime approprié, il prit seize doses de ces purgatifs, qui ont suffi pour faire disparaître cette herpétique, qui avait résisté à divers traitemens méthodiquement faits.

Il y a bientôt quatre ans que ce malade a suivi ce dernier traitement, et il ne paraît aucune trace de l'existence de cette maladie, ni aucune propension à se manifester de nouveau. Je le vois tous les jours. Satisfait d'un succès qui, dans vingt-deux jours, a fait disparaître une herpétique rebelle à deux ans d'un traitement très-méthodique, elle offre une nouvelle preuve de la dépuration obtenue : dépuration qui est, presque toujours, indispensable dans certaines maladies, dont les causes ne

sont pas seulement des irritations, ainsi que le prétendent les médecins physiologistes ; elle prouve en outre que, sans se compromettre, on peut encore croire que
certains vices délétères peuvent circuler avec la masse générale des humeurs, et qu'on
peut les détruire facilement avec les purgatifs, méthodiquement administrés.

VINGT-QUATRIÈME OBSERVATION.

M.me D.i, âgée de 26 ans, était, en 1820, atteinte de douleurs affreuses à l'estomac et au foie, avec envie de vomir ; la bouche amère, la langue saburée, et l'haleine
un peu fétide, lui ôtaient toute espèce d'envie de manger les alimens les plus légers.
Tous ces symptômes étaient accompagnés d'une douleur de tête qui, parfois, deve-
nait insupportable. Il y avait déjà quelques jours qu'elle était dans cette position,
lorsqu'elle consulta un médecin, qui crut reconnaître une gastro - hépatite, et la mit,
en conséquence, à l'usage des délayans et à la diète la plus sévère. Ce traitement,
continué pendant près de trois mois, sans le moindre succès, fit désirer à la malade
l'emploi de quelques moyens plus actifs, qui pussent la débarrasser d'un état si importun. Son médecin n'étant point de cet avis, se contenta de lui dire qu'il
fallait, en aidant un peu la nature par les moyens qu'il avait employés jusqu'à ce
jour, attendre, pour ne pas l'irriter davantage.

Quelques mois s'écoulèrent encore, sans apporter d'adoucissemens à ses maux. Enfin,
lassée de tant de soins inutiles, elle me fit prier de lui donner mes conseils. Instruit de tout ce qu'elle éprouvait et des remèdes infructueux dont elle avait fait
usage ; croyant apercevoir dans ses yeux un peu louches une disposition vermineuse,
je lui conseillai sur-le-champ un vomitif : celui de Le Roy fut préféré. Une
heure ne s'était pas écoulée, que cette dame vomit une pleine cuvette de bile verte
un peu foncée, mêlée de glaires en paquets, qui contenaient des milliers de petits
lombrics, longs comme des aiguilles à coudre, tous vivans, et quelques selles d'une
odeur rebutante.

Le reste du jour se passa bien, mais sans une amélioration bien sensible. Le
lendemain, je lui ordonnai un purgatif, deuxième degré, qui produisit des évacuations alvines, d'une odeur infecte, accompagnées d'un paquet en forme de poche,
contenant une quantité immense de vers de la même espèce que les premiers. Dès
cet instant, les principaux symptômes de cette maladie se dissipèrent comme par
enchantement. Deux autres purgatifs, à deux jours d'intervalle, consolidèrent son
état, au point qu'elle se trouve dans la meilleure santé.

Depuis cette époque, cette dame a, de temps à autre, quelques symptômes de la
même maladie, qu'elle fait disparaître avec les mêmes moyens, qui emportent avec
eux quelques lombrics de 6 à 8 pouces de long, en calmant les accidens qui sont
le résultat de leur présence dans le tube intestinal.

Que feraient les sangsues pour de telles maladies? MM. les physiologistes pourraient-ils nous le dire?

L'observation qui suit va nous offrir une nouvelle preuve de l'injustice exercée, par les ennemis des purgatifs, contre les médecins qui ne dédaignent pas d'en faire usage, quand les dispositions humorales indiquent leurs prescriptions.

VINGT-CINQUIÈME OBSERVATION.

Un enfant de huit ans, de la commune du Breuil, distante de deux lieues de la Rochelle, fut atteint, au mois de mai dernier, d'une douleur affreuse à l'estomac et aux intestins, avec une soif dévorante, quelques dispositions convulsives, et un météorisme considérable. Un médecin, peu éloigné du lieu, ayant besoin de parler au maître de la maison, fut consulté pour ce petit malade, qui lui parut être en butte à une gastro-entérite des plus dangereuses, et ordonna, sur-le-champ, l'application d'une douzaine de sangsues sur la région hépi-gastrique. Peu disposée à exécuter cette prescription, la mère du malade s'y refusa ainsi que la maîtresse de la maison. Les accidens allant toujours de mal en pis; l'enfant manifestant quelques envies de vomir, M. *L. M.*, maître de la maison, dont je traite quelquefois les malades avec succès, en faisant usage des remèdes de Le Roy, crut apercevoir, dans les symptômes que cet enfant présentait, un besoin de débarrasser l'estomac, par le moyen d'un vomitif. Celui de Le Roy, accepté par la mère, lui fut administré à l'instant même; et, une demi-heure ne s'était pas écoulée, que cet enfant rendit par le haut, avec une assez grande quantité de bile infecte, sept vers lombrics de sept à huit pouces de long, tous vivans, et plusieurs selles qui en contenaient quinze de la même espèce, un peu moins longs.

Dès cet instant, les accidens disparurent; le métorisme cessa; le sommeil vint, pendant deux heures, consolider la santé de ce petit malade, qui, depuis lors, l'a conservée sans aucuns symptômes de cette maladie.

Consulté pour ce malade, j'ai dû engager la mère à laisser la nature agir après ce succès, bien persuadé que, n'étant plus entravée par les ravages de cette vermine, elle suffirait pour lui rendre une santé parfaite, qu'il possède depuis cette époque.

Je le demande aux amateurs des sangsues: si l'on eût appliqué à ce malade les douze sangsues indiquées, n'auraient-elles pas augmenté ses maux, et peut-être causé la mort, en lui emportant intempestivement les principes les plus essentiels de la vie? Et n'est-il pas raisonnable de penser que les gastro-entérite, chez les enfans surtout, ont plus souvent, pour causes efficientes, les humeurs détériorées et vermineuses, qu'*une irritation ou une phlegmasie, sans causes indiquées?* Et ces cas, qui se présentent fréquemment chez les enfans comme chez les adultes, ne doivent-ils pas engager les médecins qui ne voient, dans toutes les maladies, que ces irritations phlegmasiques, à mieux les apprécier, afin de ne pas s'exposer à

13

donner, à tort et à travers, des remèdes qui, dans la majeure partie des cas, sont plus dangereux que les maladies contre lesquelles on les emploie? Les symptômes qui se présentaient chez ce malade ne devaient-ils pas suffire pour faire connaître que la vraie cause était la présence, dans l'estomac et les intestins, *de ces insectes rongeurs, qui n'attendent pas le dernier soupir des malades pour les dévorer,* plutôt que de supposer qu'une inflammation, sans causes conjointes, était le moteur de tous les accidens qui menaçaient sa vie?

L'observation qui précède corrobore ces réflexions, qui vont être étayées par celle qui suit, qui mérite une attention particulière.

VINGT-SIXIÉME OBSERVATION.

M. G.*on*, de cette ville, âgé de 5o ans, d'un tempéramment bilioso-sanguin, ayant le cou très-court et un embonpoint assez considérable, fut atteint, lorsque ce Recueil était encore sous presse, d'une fièvre adinamique, avec engorgement cérébral.

Un médecin distingué, de cette ville, fut appelé pour lui donner ses soins. Vingt et quelques jours, employés sans le moindre succès, lui firent facilement apercevoir que tant de résistance et de gravité dans les symptômes de cette maladie, indiquaient une fin prochaine. Déjà une respiration stercoreuse et un râle pénible, qui sont souvent les sinistres précurseurs du terme de la vie, assiégeaient ce malade. Ne pouvant se dissimuler le danger éminent où il se trouvait, ce médecin en prévint la famille, en lui annonçant qu'il ne passerait pas la nuit, et que, peut-être dans deux heures, il ne serait plus.

Cette famille, désolée de la perte d'un père tendrement aimé, crut utile de faire une nouvelle tentative médicale. En conséquence, elle voulut essayer la dernière ressource qui lui restait : la médecine de LE ROY semblait lui offrir une chance de succès. Elle s'empressa de prier M. Cadot de lui donner quelques secours dans ce moment critique. *Ils étaient tardifs !* mais enfin un dernier effort est souvent couronné de succès; et, d'ailleurs, que faire de mieux? c'était un dernier moyen qu'on pouvait essayer, sans danger, puisque ce malade était condamné.

Ce nouveau médecin ne se dissimula pas la tâche pénible qu'on lui imposait. Mais, ne consultant que son zèle, il ne balança pas à lui administrer les remèdes attribués à ce chirurgien. *Le moment était pressant; deux heures plus tard, il n'était plus temps.* Il commença par le vomi-purgatif, à dose un peu forte, afin de donner une secousse à la nature. Elle obéit à ce stimulus; et le malade vomit de la bile, des glaires, et rendit, par le bas, des matières infectes, en abondance.

Deux heures s'étaient à peine écoulées, qu'il fut facile de se convaincre que l'instant qui devait être celui de sa mort, était précisément celui où, *à l'aide de ce moyen, il recouvrait la vie.*

Le reste du jour continua à offrir quelques espérances ; on put lui donner quelques cuillerées de bouillon, et un purgatif le soir, qui fournit les mêmes résultats que le vomi-purgatif, et fit, de plus, recouvrer au malade, et la raison, et la perspective d'une convalescence prochaine. Ses yeux, jusqu'alors fermés, purent revoir la lumière ; et une amélioration sensible dans toutes ses facultés s'étant manifestée, on augmenta la dose du bouillon. Le reste du deuxième jour de traitement offrant une amélioration nouvelle, on soutint les forces chancelantes du malade avec une plus forte dose de bouillon. Le lendemain, un deuxième purgatif lui fut administré. Satisfait de ses produits et du bien qui en résulta, un potage fut permis au malade.

Dès cet instant, tous les dangers étaient passés ; il ne lui restait plus que le besoin de fortifier sa convalescence, pour recouvrer sa santé ordinaire. Huit jours de soins et d'un régime approprié, ont suffi pour cela. Depuis ce moment, ce malade jouit d'une bonne santé.

C'est ainsi que les remèdes de Le Roy, administrés avec méthode, et par un médecin habitué à leur application, prouvent qu'ils ne sont ni dangereux ni meurtriers ; et qu'il est utile de faire observer que c'est souvent dans des cas de cette espèce, que les parens des malades ont recours aux médecins qui administrent ces remèdes, quand le traitement n'a pas été commencé par eux. Et, comme ces médecins tomberaient difficilement d'accord avec ceux qui ne les adoptent pas, le secret est presque toujours demandé, pour ne pas déplaire à ces derniers, avec lesquels ces parens ont quelques précautions à prendre.

Cette position désagréable met presque toujours obstacle à ce que l'un et l'autre puissent se concerter ensemble : ce qui donne lieu à des mécontentemens, stimulés par l'amour-propre blessé, et par une jalousie qui peut facilement s'expliquer.

Ici se termine la tâche que je me suis imposée. Elle a été pénible pour moi, par la raison qu'il m'a fallu relever des erreurs de plus d'un genre, commises par des hommes que le Public a l'habitude de regarder comme méritant sa confiance. Mais elles ressortaient si utilement de tous les faits contenus dans ce Recueil, qu'il m'a paru indispensable de les présenter sous leur vrai point de vue, avant d'en tirer les conséquences qui en découlaient naturellement.

Mon but était aussi de prouver que les purgatifs en général, et ceux de Le Roy, en particulier, n'étaient ni dangereux ni meurtriers ; et que, dans beaucoup de maladies, ils ne pouvaient produire que de très-bons effets : je pense y avoir réussi.

Il m'eût été bien facile de présenter un plus grand nombre de faits, plus concluans les uns que les autres ; mais je ne puis croire que ceux qui font la base de ce Recueil ne soient pas assez péremptoires, pour empêcher les antagonistes de penser encore que la méthode des sangsues est la méthode par excellence, et que toutes les maladies ne sont que des irritations et des phlegmasies, qui ne doivent être traitées que par ces vampires, qui dévorent souvent les malades, avant de les plonger dans le tombeau.

Ma raison se refuse à présumer autant d'aveuglement, lorsque l'impuissance de guérir les malades par cette méthode, adoptée sans réflexions par les médecins physiologistes, *présente, à chaque instant, des incurables*, que celle des purgatifs rend facilement à une santé parfaite.

J'avoue cependant que, pour ces médecins, les expériences de l'Académie de médecine de Paris, sont d'un poids immense. Mais ces expériences ont-elles été bien faites? Elles sont tellement en opposition avec les nombreux et incontestables faits contenus dans ce Recueil, qu'il est permis d'en douter. *Et, on peut le dire*, elles disparaissent sous le manteau qui les a vu naître, ne pouvant, devant ces faits, soutenir les regards de l'impartiale justice. Elles s'éclipsent à l'aspect de leur puissance, pour annoncer aux *expérimentateurs* qu'ils ont été trompés par leur prévention, et qu'il fallait, *pour obtenir des vérités fondamentales, faire des essais sur des hommes malades, et non sur des animaux, torturés de diverses manières :* ce qui a dû nécessairement empêcher l'effet des remèdes, ou en produire de contraires à leurs vertus. (1)

Si cette Société savante avait sous les yeux les faits que je présente; si elle voulait les juger avec l'impartialité dont elle a si souvent donné des preuves, il lui serait bien facile de faire disparaître toutes ces anomalies, qui laissent une cruelle incertitude sur le choix d'une doctrine médicale.

Il serait digne d'Elle aussi de solliciter du Gouvernement l'autorisation de réunir un nombre de Savans, les plus distingués dans l'art de guérir, *exempts de préjugés*, pour examiner toutes les doctrines qui existent, et les fondre dans un seul Code, afin de détruire pour toujours ces incertitudes, résultantes de leurs divergences, plus ou moins erronées. La France, prenant ainsi l'initiative d'un projet si utile, offrirait aux autres peuples de la terre, un Code médical, sanctionné par tous les hommes de mérite qu'elle possède, fait pour servir de régulateur à tous les médecins, qui flottent aujourd'hui, avec anxiété, dans un embarras nuisible à la science et à l'espèce humaine. Un vœu à-peu-près pareil a déjà été exprimé par quelques hommes de bien. J'ose me réunir à eux, dans la douce espérance de le voir réaliser, pour le bonheur du genre humain.

Alors on pourra dire aux trop crédules partisans des sangsues : Consultez ce nouveau Code de l'humanité; mettez-le en pratique; abjurez vos erreurs, et vous mériterez la reconnaissance publique.

_____

(1) Les papiers publics dirent, dans le temps, que ces expériences avaient été faites sur des chiens, à qui on avait tamponné le derrière.

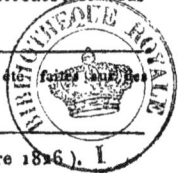

_____

A LA ROCHELLE, Imprimerie de C. BOUYER. (Septembre 1816).

www.ingramcontent.com/pod-product-compliance
Lightning Source LLC
Chambersburg PA
CBHW071323200326
41520CB00013B/2857